なるには
BOOKS
別巻

中高生や社会人の
みんなに聞いてみた

生理の話

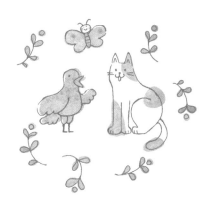

池田亜希子 著

ぺりかん社

はじめに

　この本を手に取ったみなさんは「生理」と聞いて、どんなことを思い浮かべますか？

　イライラする、おなかが痛い、月に一度やってくる、あまり話題にしたくない……男子のみなさんからしてみると、保健の時間に習ったけれど、僕(ぼく)たちが、それを話題にしちゃっていいの？　という気持ちもあるかもしれません。女性の体に起こる月経という現象のことを、この本では生理と呼んでいます。

　生理は、困りごとばかりなのでしょうか。10代のみなさんがこれから人生を歩んでいく時に、自分の人生を窮屈(きゅうくつ)にする現象ではないと知ってほしくて、この本ができあがりました。中学生、高校生、大学生、そして社会人のみなさんが、「そういうことなら」ととてもていねいに話してくれました。

　大妻多摩中学高等学校(おおつまたまちゅうがくこうとうがっこう)の曽根雅織(そねまお)さん、飯島佑希(いいじまゆうき)さん、United World College Red Crossノルウェー校の名淵結乃(なぶちゆいの)さんの3人には、生理についてスピーチしたことをきっかけに、お話を聞かせてもらいました。生理について考えたり、時には悩(なや)んだりする姿からは、生理がごく自然に日常にあると感じられます。順天堂(じゅんてんどう)大学の甲本(こうもと)まおさん、菅谷涼乃(すがやすずの)さん、斉藤夏織(さいとうかおり)さん、そして鯉川(こいかわ)なつえ先生には、アスリートとしての生理体験を聞きました。少し特別に感じられるかもしれませんが、パフォーマンスを発揮するための生理との向き合い方には、生理の日を快適に過ごすためのヒントがたくさんありました。武庫川女子大学(むこがわじょしだいがく)の藤永真実(ふじながまみ)さん、宮本栞里(みやもとしおり)さん、富田菜月(とみたなつき)さん、田中咲帆(たなかさほ)さん、粟谷利菜(あわやりな)さんは、彼女たちが取り組んだ「生理に向き合う活動」について話してくれました。「他人を思いやる気持ち」「受け止めることの大切さ」など、この経験で学んだことが、それ

ぞれの学校や職場で活かされています。

　そして、江崎グリコで健康経営にかかわる柏木浩正さん、ユニ・チャームでマーケティングをしている長井千香子さん、バイエル薬品の「かがやきスクール」にかかわるみなさん。多くの大人が、生理をめぐる課題を解決したいと、日々奮闘している姿が印象的でした。こんな人たちになら、生理の悩みを話せそうです。

　話を聞いたあとは、もう少しくわしく生理のことを知ってほしいと基礎知識のページも設けました。男子のみなさんも、クラスメートや今となりにいるあの子に、こういうことが起こっていると知って、少しだけ思いやる、想像する時間をもってみてください。人によって生理のとらえ方はそれぞれで、話をすること・しないことに対して、それぞれの思いがあること、いろいろな考えの人やケースがあることを想像しながら読んでいただけると幸いです。

　最後に、信頼して生理のことを相談できる専門家として産婦人科の医師がいます。今回、医療にもつながる「生理の本」を刊行するにあたり、つくばセントラル病院の柴田衣里先生に大変お世話になりました。お話を聞かせていただいただけでなく、全体をチェックしていただきました。みなさんに安心してこの本をお届けできるのも、柴田先生のご協力があったからです。この場を借りてお礼を申し上げます。

生理の話 中高生や社会人のみんなに聞いてみた

3章 大学生や社会人に聞いてみた

4章 もっと生理の話

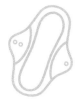

● 本書に登場する方々の情報等は、執筆時のものです。

［装幀］図工室　［カバーイラスト］大野彰子　［本文デザイン・イラスト］熊アート
［本文写真］取材先提供

「なるにはBOOKS別巻」を手に取ってくれたあなたへ

「なるにはBOOKS」は、働くことの魅力を伝えたくて、たくさんの職業について紹介してきました。「別巻」では、社会に出る時に身につけておいてほしいこと、悩みを解決する手立てになりそうなことなどを、テーマごとに一冊の本としてまとめています。

　読み終わった時、悩んでいたことへの解決策に、ふと気がつくかもしれません。世の中を少しだけ、違った目で見られるようになるかもしれません。
　本の中であなたが気になった言葉は、先生やまわりにいる大人たちがあなたに贈ってくれた言葉とは、また違うものだったかもしれません。

　この本は、小学生・中学生・高校生のみなさんに向けて書かれた本ですが、幅広い世代の方々にも手に取ってほしいという思いを込めてつくっています。
　どんな道へ進むかはあなたしだいです。「なるにはBOOKS」を読んで、その一歩を踏み出してみてください。

1章

中学生・高校生に聞いてみた

生理について思うこと、海外と日本の
違いなどを中学生と高校生のみんなが
話してくれました。

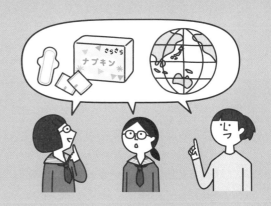

中学3年生の今
友人や周囲の人と話してみた

話を聞いた人

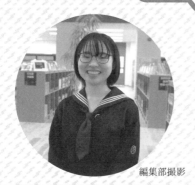

編集部撮影

大妻多摩中学高等学校 中学3年生
曽根 雅織さん

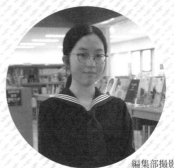

編集部撮影

大妻多摩中学高等学校 中学3年生
飯島 佑希さん

2021年7月東京都多摩市のサンリオピューロランドで「生理について思うこと」を
テーマにスピーチコンテストが開催され、飯島さん、曽根さん、前田彩花さんの3人
組は特別賞を受賞しました（インタビューは前田さんは体調不良のため欠席でした）。

「生理」はどんなイメージ？

「突然ですがみなさん、生理についてどのようなイメージをもっているでしょう
か」という曽根さんの言葉でスピーチは始まり、前田さんがひとつ目の話題と
して日本で「生理休暇」があまり申請されていない現状を、次に飯島さんが
「韓国の生理ＣＭ」を例に、国による生理のとらえ方の違いを説明。「日本でも
生理の不快感や不安を隠さず表現してもいいのでは」と問題提起しました。ま
た、問題解決の糸口として女性議員数の増加、画期的な生理用品の使用をあげ
ました。このスピーチは3人にとってどのような経験だったのでしょう？

スピーチコンテスト参加と特別賞受賞

コロナ禍で大変でしたが、スピーチコンテストにはどのようにして臨んだのでしょうか。

曽根さん

2021年4月の学年集会で、校長先生がスピーチへの呼びかけをされていて、2人に「一緒にやらない？」と声をかけました。こういうことが好きな2人とやれたら、おもしろいだろうなと思ったんです。

飯島さん

私は「誰かやるのかな」とぼんやり聞いていたので、雅織に誘われた時には「えっ」と思いました。私たち3人とも発表するのが好きというか、出たがり屋なんです（笑）。やろうと決めてからは、締め切りまで3週間しかなかったので準備が大変でした。とりあえず、原稿をつくるために情報を集めるところから始めました。

曽根さん

それぞれが生理について気になる話題をもちよって、担当部分の原稿を好きなだけ書きました。

飯島さん

そう。ちょうど学校で使う個人用のパソコンが手元に届いたので、それを使って原稿を共有して……。

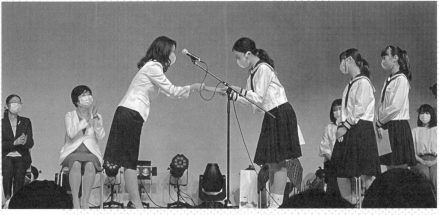

授賞式の様子

曽根さん

LINE 電話を 3 人同時につないで、パソコンの画面を見ながら「この部分はいらない」「そこは違うと思うから変えようよ」などと、おたがいに言いたいことを言い合って原稿を編集したんです。

 飯島さん

たとえば、生理のＣＭでは最初インドの例も入っていたんですが、主張したいことの根拠としては韓国のＣＭよりも弱いという理由から、バッサリ切ることにしました。こうして編集したものを先生方に見てもらったのですが、国語の先生にはコテンパンにされました（笑）。

 曽根さん

そうだった！ ここもダメ、ここもダメってすごい数の付箋が貼られました。日本語の表現もおかしいと言われたし……。

 飯島さん

結局、指摘されたことは全部直しました。さらに提出期限の前々日のスピーチ動画の撮影が大変で。言葉のイントネーションがおかしくて吹き出してしまったりして、5 時間くらいかかってしまいました。楽しかったですけど、終わった時にはへとへとでした。

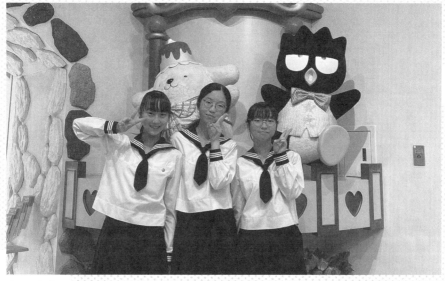

サンリオピューロランドでの記念撮影。左から前田さん、飯島さん、曽根さん

「特別賞」おめでとうございます。表彰式も無事開催されてよかったですね。

飯島さん お母さんに「特別賞をとった」と話したら、「本当に!?」ってすごく喜んでくれました。

曽根さん 私は夕飯の時に家族に話しました。表彰式はサンリオピューロランドで行われたのですが、テスト期間中だったので慌ただしかったです。

飯島さん 表彰式後は食事してすぐに帰りました。テストじゃなかったら遊べたのにね。でも家族も来てくれたし、楽しかった。舞台上に座っている時に、お母さんから「足を閉じて」って目配せされてしまいましたけど（笑）。

曽根さん そうだったね（笑）。大妻女子大学の卒業生が審査委員でいらして、「その制服は大妻の生徒よね？」と声をかけてもらえたのが、私はすごくうれしかったです。

この経験を通して思うこと

スピーチをやって、生理に対する考えや行動は変わったでしょうか？

曽根さん 女子校だからかもしれませんが、もともと生理について話すことに抵抗はありませんでした。別に敢えてふれるわけではないけれど、隠してもわかっちゃうじゃないですか。それに生理かどうかに関係なく、体調が悪かったら「薬を持っているけれど、これなら飲める？」などと声をかけ合ったりもしているので……。

飯島さん 私もオープンな性格なので、学校で話すのに抵抗はありません。友だち同士でナプキンをあげたり、もらったりしますし、保健室には湯たんぽがあってそれを借りている人もいます。ただ、このスピーチに出たいと家族に話す時には、ちょっと緊張しました。

曽根さん でも、いちばん緊張したのは、体育の男性の先生に原稿を見てもらった時じゃない？

飯島さん そうだ。スピーチの原稿をいろんな人に見てもらって意見を聞こうということになって、校長先生や国語の女性の先生のほかに、体育の男性の先生に見てもらうことにしたんです。

曽根さん でも私たちが思っていたほど抵抗はなかったみたいだった。

飯島さん 「はいはい」って見てくれたものね。こうして特別賞をいただいて、テレビに出たり取材を受けたり特別な経験ができました。このことで小学校の頃の友だちから連絡がきましたし、かつて部活動の先輩だった人からも「本当にすごいと思う。おめでとう」とメッセージが送られてきました。今まで友だち同士なら話せると思っていた「生理」の話題を、ほかの多くの人たちとも話せるんだって感じられました。

曽根さん そうだね。私も、スピーチをやる前と大きく変わったことはないけれど、いろいろと生理のことを知ることができてよかったと思っています。それから、中学校ではじめての体育の授業で先生たちが「体がきつい時は無理しないように」と言ってくれたのは、私たちが不調を言い出しにくくないようにと気遣っていたからなんだと、あらためて気付きました。男性の先生方も気遣ってくれていたんです……。

この経験を通して、何か後輩に伝えるとしたら？

飯島さん こういった機会があったら私がまた出たいとも思うけれど、後輩が経験したほうがいいのかなという思いがあります。今回、雅織や彩花に支えてもらってスピーチコンテストに出てみて、「やらなくて後悔するより、やって後悔したほうがいい」と言われるのは本当なんだと実感したからです。貴重な経験をたくさんできました。

曽根さん

スピーチに向けて 3 週間で原稿を書いて動画を撮影したんですが、文章の書き方や発表の仕方は自分たちで考えて身につけたものじゃなくて、授業で教えてもらったものでした。授業は面倒くさいけれど、意外に役に立つんだなと思いました（笑）。

飯島さん

本当に。私もそう思う。寝たりしちゃいけないね（笑）。

曽根さん

うちの学校は、国語だけでなく社会や理科、英語の授業でも発表する機会があります。たくさんの経験を通して、スピーチに向けてどんな準備をしなくちゃいけないかが身についていました。だから、いざ自分の話したいことをまとめる時に実践できました。

将来のことは考えていたりするのですか？

飯島さん

私の家族全員が野球の広島東洋カープの大ファンなんです！　野球のチーム開発や経営とまでは言わないですが、通訳とか何かチームを支える仕事に就けたらいいなと思っています。挑戦してみたいです。

曽根さん

私は父の仕事を見ていて、営業職をやりたいと思うようになりました。父も私に向いていると言ってくれているので、マーケティングを学んでゆくゆくは外資系企業で働きたいと考えています。

飯島さん

曽根さん

私たち 2 人とも ESS 同好会で、昼休みに活動しているんです。英語、もっと上達したいです！

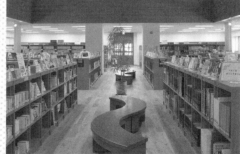
学校の図書館

編集部撮影

15

生理のタブーをなくしていくことは、
誰もが生きやすい社会への第一歩

話を聞いた人

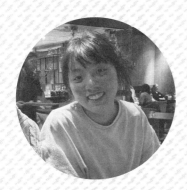

United World College Red Cross
ノルウェー校2年生

名淵 結乃さん

2021年7月にサンリオピューロランドで行われたスピーチコンテスト（10ページ参照）で「Let's talk! 賞」を受賞。スピーチは「ママブロック」「女友だちブロック」という言葉から始まりました。

「ママブロック」って知ってる？

ママブロックとは、母親が「生理は病気ではないから、痛みはがまんすべき」などといった考えをもっているために、娘が生理の不調の治療から遠ざけられてしまう状況を指して言います。名淵さんは「ママブロックならぬ、女友だちブロック。私は無知が故の加害者になるところでした」と、生理で悩んだことの少ない自分が、生理の症状が重い友人に対して「そんなの甘えだよ」と心ないひと言を言いそうになってしまった経験を、「ママブロック」になぞらえて「女友だちブロック」だったと言います。

留学したことで気付いた日本のタブー

女友だちブロックが起きそうになったのはなぜなのでしょう？

名淵さん

「生理に対する無知」が原因でした。その背景には「生理をタブー視する日本の文化」があると思うのです。ノルウェーに留学した今、思い返すと、当時の私は生理がタブー視されていたが故に、相手と話し合ったり、おたがいに意見交換（こうかん）したりができていませんでした。「生理でつらい人がいるんだ」「生理の症状（しょうじょう）で病院に行ったり薬をもらったりしていいんだ」ということに思い至れなかった。それは「ママブロック」をしてしまう母親も同じではないでしょうか。
生理のタブーをなくしていくことは「誰（だれ）もが生きやすい社会」への第一歩となると思っています。

どうしてノルウェーを留学先に選んだのでしょうか。

名淵さん

私が通っているインターナショナルスクールは、アメリカやイギリス、オランダ、中国（ちゅうごく）、インドにも学校があるので、どの国に行くか幅広い（はばひろ）選択肢（せんたくし）がありました。今後の人生で訪れる機会がなさそうな場所にしようと思い、北欧（ほくおう）の国ノルウェーを選びました。ほかには、ジェンダーギャップ指数（gender：生物学的な性別〈sex〉に対し、社会的・文化的につくられる性別のこと。Gender Gap Index：GGI 男女の違い（ちが）で生じている格差や、観念により生み出された不平等を指数化したもの）が低いこともノルウェーを選んだ理由です。私は日本で生き難さを感じていたので、ジェンダーの問題が少ないとされる国がどんな感じなのか知りたかったのです。

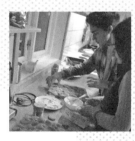
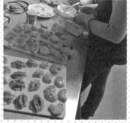

男女平等や多様性を訴えるイベントのため性器をかたどったお菓子づくり

ノルウェーで学んだことを日本に紹介したいと考えていますか?

名淵さん

はい。そのために自分の考えを言葉にできる場を探していて、サンリオピューロランドのスピーチコンテストもそのひとつでした。スピーチでも話したのですが、「生理をタブーとしなくていい」と悟ったのは、ノルウェーに来てからです。寮生で寮の予算を生理用品に使うべきかを話し合い、実際に購入した生理用品を公共のカフェテリアに堂々と置きました。日本では月経時にトイレに行く時でさえ、まわりに悟られないように生理用品をバッグに入れて持って行くのに、ノルウェーでは生理用品があたりまえのようにみんなの目にさらされています。最初は唖然としましたが、この経験から、私が「女友だちブロック」をやりそうになってしまった原因が、個人的な共感力の低さだけでなく、生理をタブー視する日本の文化にもあることに気付かされました。ノルウェーでは生理用品を隠さないくらいですから、「今日、私、生理なんだ」といった会話は日常的です。まわりもその人の体調を気遣いますし、生理に対する知識のアップデートも妨げられません。

生理の問題は文化によるところが大きいのでしょうか。

名淵さん

私はそう思っています。スピーチでは、小中学校での生理教育の場に男の子が参加できないことや、生理用ナプキンの CM で経血（月経の時の出血）が青い液体で表現されていることを例にあげて、日本の女性が生理も含め、性の話をしてはいけないと暗に教えられてきたと話しました。それにつけ加えると、「女性は苦しむものだ」と考えられていると感じることがあります。それをはじめて感じたのは、母に「子どもを産むのは痛かった?」と聞いた時でした。「痛みに慣れていたから、それほどでもなかった」と言われたのです。今思うと、女性が苦しむのをあたりまえと考えているから、「生理の痛みもがまんするもの」といったジェンダー的な考えが生まれ、結果的に生理をタブーにしてしまっているのではないでしょうか。

しかし、理不尽ながまんはしなくていいように、生理で毎月苦しいのをがまんする必要はありません。病院に行ったり薬を使ったりしていいのです。

日本の文化の中で選択肢を増やしたい

ノルウェーの文化は日本になじむでしょうか？

名淵さん

いろいろ学ぶうちに、すべてを日本に持ち帰れるわけではないことがわかってきました。たとえば、ノルウェーでは、文化的に女性が露出の多い服を着ることへのハードルが低いのです。そこには「自分がどんな体をしていても自信をもっていいんだ」という北欧文化に根づいた運動（ムーブメント）が背景としてあり、そのこと自体は私もいいことだと思っています。しかし、日常的に露出の多い服を着る文化を日本にもってくるのは難しいと感じていますし、その必要は必ずしもないと思っています。

日本にいろいろなタブーがあるのは、そもそも日本が自分と他人の境界線をしっかり引く文化の国だからだと思います。生理は自分のことだから、あまり話したがらない人が多い。それはいいとか悪いとかではなく、長い年月をかけて培われてきた日本の文化なので、無理やり変えようとするのではなくて、まずは「こんな選択肢もある」という別のあり方を示していくことが大事だと思っています。

それは生理に限りません。生物学的に女性だから男性だからといって、役割を割り振られるのではなく、男性でも一家の大黒柱になる人もいれば専業主夫になる人がいてもいい。それは女性も同じことで、どんな人に対しても、その人の選択を尊重できる世の中になればいいと思っています。

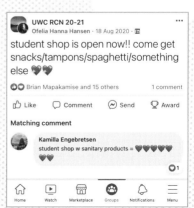

学校の Facebook に投稿された生理用品を取り扱っている売店の情報

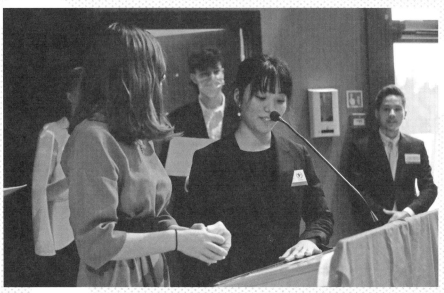

模擬国連総会の表彰式に安全保障理事会議長として出席

生理の問題で選択肢を示していくとは、どういうことでしょうか。

名淵さん

今は、「生理について話すなんてタブー」とされていますが、「話したい人は話してもいいんだ」という雰囲気をつくるのです。痛い時は痛い、病院にかかりたい時にはかかりたい、血が漏れ出た時には漏れ出てしまったと、まずは一人ひとりが少し勇気を出して、オープンになってみてはどうでしょうか。これをきっかけに、自然に現実を共有できる環境が生まれるのではないでしょうか。

そもそも私がノルウェーに来る理由になったジェンダーギャップ指数の低さは、誰もが生きやすい社会につながっていて、社会や文化が多くの選択肢に対して寛容であることと同義であるべきだと思います。

一方で、私のスピーチに対するコメントに、生理を気軽に話せるようになることで、セクハラや下ネタの容認につながらないか心配する声がありました。実際に、生理のタブーをなくそうという動きが行き過ぎれば、それが同調圧力になって話したくない人たちが許されない雰囲気になるのではないかと懸念されます。そうならないためには、「生理については話しても話さなくても個人の選択肢なんだ」という正しい雰囲気づくりが重要です。

名淵さんが中高生にメッセージを発信するとしたら？

名淵さん

最近の日本のドラマを見ると、いろいろな人物像が描かれているのに驚かされます。こうして徐々に変わってきているのだと思いますが、それでも「男の子だから強く」「女の子だから優しく」などといったように男女で役割が決められることはあると思います。しかし、自分がやりたいと思ったり、逆に嫌だと思ったりしたことは、まわりに認められるかどうかにかかわらず、基本的には尊重されるべきなんだということを知ってほしいと思います。
理想の世界とは、ジェンダーに縛られない選択が尊重され、おたがいの価値観を共有しても押しつけない世界だと思うからです。

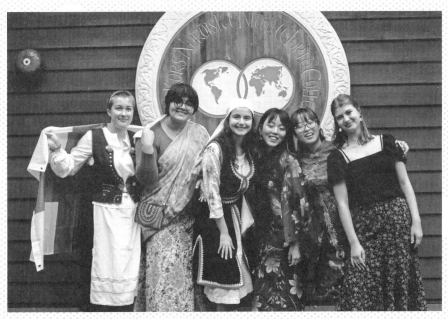

ルームメートとそれぞれの国の民族衣装を着て

月経（生理）を知ろう

月経って何だろう？

　体に起こる現象をひと言で説明すると、「約1カ月の間隔で起こる、子宮内膜からの周期的な出血のこと」です。そのために腟を通って出血がありますが数日で自然に止まります。しかし、月経が起こる仕組みは、赤ちゃんを産むための仕組みと関係していてとても複雑です。

　女性は生まれた時にすでに、おなかの中の左右の卵巣にたくさんの卵胞（卵子が入った袋）をもっています。卵胞は休眠状態にありますが、思春期になるとホルモンの働きによって1カ月に約1000個ずつ目覚めて発育を始めます。

卵胞期	排卵
卵胞が生育を始める時期。卵胞から分泌される卵胞ホルモン（エストロゲン、女性ホルモンのひとつ）の働きによって子宮内膜が増殖して厚くなります。	もっとも成熟した卵胞が排卵。卵胞は卵巣に残って黄体に変化して、黄体ホルモン（プロゲステロン、女性ホルモンのひとつ）も分泌するようになります。
月経	**黄体期**
受精卵が着床しないと黄体ホルモンは分泌されなくなり、子宮内膜は厚い状態を維持できなくなってはがれ落ち、腟から排出されます。	排卵後に分泌されたホルモンの働きで子宮内膜はさらに厚くなり妊娠しやすい状態になります。排卵から黄体期までに卵子が精子と出会って受精して、子宮内膜に着床すれば妊娠します。

　この時期を①卵胞期と呼んでいます。そして、もっとも成熟した卵胞のひとつから卵子が飛び出し、②排卵が起きます。排卵後に③黄体期を経て、やがて④月経が起きます。

　この「卵胞期→排卵→黄体期→月経」のサイクルが約1カ月の周期でくり返されます。

あなたの月経リズムはだいじょうぶ？

「正常な月経」とはどのようなものでしょうか。

　成長の早さや体質など個人差はありますが、正常な月経の目安はあります。まずは、「自分の月経がどうなのか」、ふり返ってみましょう。気になることがあったら、産婦人科を受診することをお勧めします。産婦人科に行く勇気が出ないという人は、78ページも参考にしてみてください。怖いところではないのでだいじょうぶ。

　その結果、病気などがないとわかれば安心ですね。

月経が来ない時

　はじめて月経が来る年齢を初経年齢と言います。15歳以上になってようやくはじめての月経が来た場合（遅発月経）や、さらに満18歳を超えても初経が起こらない場合（原発性無月経）は、体の機能に問題がないかを調べる必要があります。ただ、15歳や18歳を過ぎてから調べるのでは、治療が遅れる可能性があります。

　日本産婦人科医会は15歳を超えても月経がなければ、検査を受けるように呼びかけています。

自分の周期を知っておこう

　月経が来る周期を、月経周期日数といいます。月経初日から次の月経が始まる前日までの期間のことです。この本を読んでいるみなさんのなかに月経周期が不規則で、次の月経がいつ来るのか予測がつかない、また、それまで規則的にあった月経が90日（3カ月）以上来ないという人はいるでしょうか。これは妊娠中や授乳期に月経が来ない正常な「生理的無月経」とは違います。

　原因は、運動のし過ぎやダイエットによるエネルギー不足、精神的なストレスの場合もあれば、卵巣や子宮などの病気の可能性もあります。いずれにしても無月経が長期間にわたると回復が難しくなって、妊娠できる能力（妊孕性）に影響が出ることがあります。無月経は女性ホルモンのエストロゲンの不足によって起こります。エストロゲン不足が続くと若くても骨粗鬆症になることがあります。そうでなくても、将来が心配されます。

出血量や日数はどうだろう？

　一回の月経で出血している日数を出血持続日数といいますが、3〜7日であれば正常範囲です。出血が1〜2日で終わってしまったり、逆に8日以上だらだらと続くような場合は、何らかの問題が考えられます。

　経血量はどうでしょうか。人と比べたり測ったりすることがないので、「自分の経血量が多いのか少ないのか」わからないかもしれません。出血量がもっとも多い日で、ナプキンの交換が1時間おきに必要だったり、昼に夜用ナプキンを2〜3時間で交換する場合は、経血量が多いと考えられます。ほかにも経血にレバーのような大きなかたまりが交じっていたり、貧血の症状があったりしたら経血量が多い可能性があるので、産婦人科に行ってみましょう。

月経が停止する年齢

　中高生のみなさんにはまだまだ先のことですが、月経が永久に停止する年齢というものもあります。閉経年齢といわれます。年齢とともに卵巣の活動性が失われて、月経が来ない状態が12カ月以上続いた時に、1年前をふり返って閉経とします。

　日本人の平均閉経年齢は約50歳ですが、早い人では40歳台前半、遅い人では50歳台後半に閉経を迎えます。

　閉経前と後の5年間をあわせた10年間を、更年期といいます。更年期には、特に病気はないのに、日常生活に支障を来すほどの不調が現れることがあります（更年期障害）。身のまわりの女性で、こうした不調に苦しんでいる人がいるかもしれません。そんな時は、気遣ってあげましょう。

図表　主な女性生殖器と正常な月経の目安

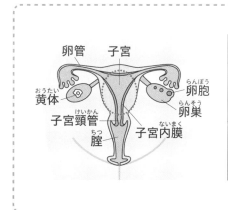

初経年齢	10〜14 歳
月経周期日数	25〜38 日
出血持続日数	3 〜 7 日間
一周期の総経血量	20〜140mL
閉経年齢	45〜56 歳 （平均 50.5 歳）

2章

スポーツしている
大学生に聞いてみた

運動競技ごとの生理の向き合い方や
コントロールの仕方をスポーツ健康科学部の
大学生と教授のみんなが教えてくれました。

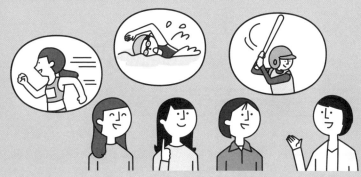

自分の周期や生理の知識を正しく得ることで
競技に向き合う

話を聞いた人

順天堂大学
スポーツ健康科学部4年
甲本 まおさん

競技は陸上長距離走。テニスをやっていたが、「走ることが好き」という純粋な気持ちから小学生の時に長距離走へ転向。

順天堂大学
スポーツ健康科学部4年
菅谷 涼乃さん

競技は水泳。先に始めていた兄の影響で、3歳から水泳を始めた。大学卒業を機に選手としては引退する。大好きな水泳は趣味としてずっと続けていきたいと考えている。

順天堂大学
スポーツ健康科学部4年
斉藤 夏織さん

競技はソフトボール。幼稚園の頃に新体操を始めたが、やがてソフトボールに転向。卒業後は、学校の保健体育教諭として「相談しやすい先生」をめざしたいと話す。

写真：編集部撮影（以下同）

アスリートは生理の時どうしてる？

様々なスポーツイベントで、アスリートの活躍する姿に「元気をもらった！」という人は多いのではないでしょうか。驚きのパフォーマンスの裏側には、みずからの可能性を最大限に引き出すために自分の体と向き合う日々の蓄積があります。体に起こる現象のひとつとして、アスリートは生理とどのように向き合っているのでしょうか。スポーツ選手やコーチ、体育教諭の育成で知られる順天堂大学に通う3人の学生のみなさんに話を聞きました。

アスリートとして「かけがえのない経験」

ふり返って、「アスリートでよかった！」と思う経験を教えてください。

甲本さん

> 高校生の時に、目標だったインターハイにはじめて行くことができました。開催地が祖父母の住む岡山だったので、たくさんの親戚が見に来てくれたんです。本当にうれしかったです。

菅谷さん

> 私は大学2年生の時の大学対校戦です。大学は順位によって上から、1部、2部、3部にグループ分けされているんですが、その年、順天堂大は最終日の種目の結果で2部降格の危機にありました。リレーは責任が重大だった上に、私はチームの勢いを決める第一泳者として出場が決まっていました。
> とても緊張しましたが、チームメートがハイタッチで送り出してくれて、飛び込む寸前まで名前を呼び続けてくれました。この応援の力で、私は約1年ぶりにベストを出したんです。結果は最高でしたし、仲間の大切さも学びました。

斉藤さん

> 大学3年生でキャプテンをやったことです。順天堂大には、高校時代に日本代表だったり、インターハイで優勝したり、輝かしい経験をもつ選手がたくさんいます。その中でキャプテンをやったので、選手たちに「順大に来てよかった」と思ってもらいたいと思っていました。
> 重要な試合で勝って、チームメートが喜んでいるのを見ることができ、達成感とともに、これまで自分たちがやってきたことが間違いではなかったという思いがこみ上げてきました。とてもいい経験でした。

2章

スポーツと生理に向き合う

スポーツを続けてきて、やはり生理の時は大変でしたか。

斉藤さん

実は、私は中学校に入る時に新体操をやめて、ソフトボールを始めました。新体操をやめた理由のひとつが、「先輩たちが体形の変化をすごく気にしていて大変そうだな」と思ったことでした。当時は思春期になると体形が変わることなど考えていませんでしたが、今思うと体形が結果に直結しやすい競技は大変なんだろうなと思います。

ソフトボールでは逆に「食べろ！　食べろ！」という感じなので、審美系スポーツのように体形や生理について気にしたことはありませんでした。

生理との向き合い方は、競技によってずいぶん違うようですね。

菅谷さん

中学2年生で初経を迎えた時は戸惑いました。泳ぎたいけれど、どうしたらいいかわからなくて、とりあえず陸上トレーニングをしていました。ところが、だんだん泳がないことに不安を感じるようになって、自分なりに調べたり、スイミングクラブの女性コーチに相談したりしました。

まず、「生理中でも泳げるのか」を聞きました。タンポンを使えば泳げることはわかったのですが、体に入れることに抵抗があって、結局は陸上トレーニングを続けました。ただ、私の場合は、生理がパフォーマンスや体形には影響しなかったので、そういった悩みはありませんでした。

甲本さん

私もパフォーマンスに影響がなかったので、「走っている時にナプキンがずれたら嫌だな」ぐらいにしか思っていませんでした。ところが、高校生になったら生理が止まってしまったんです。

生理が止まってしまって、どうしましたか?

甲本さん

当時、学校におじいちゃんコーチがいて、みんなの体調を気にしてくれていました。その人に突然、「生理はきちんと来てるのかい」と聞かれて、「止まってます」って答えたら「産婦人科に行きなさい!」と言われて受診しました。

高校時代、生理はあったり、なかったりをくり返していました。ちゃんとあるほうがよいのだとはわかっていたけれど、その時はないほうが楽だなと思ってしまいました。

どうして生理が来なくなったか、心当たりはありますか?

甲本さん

練習量が多かったからじゃないかと思うんです。授業の前に自主的に朝練して、午後の練習は夜の7時くらいまでありました。家に帰ると9時で、夕食を食べて寝るだけでした。そうしたら貧血になってしまって5分走ったら息が切れてしまうほどでした。

スポーツの盛んな高校で、陸上部では毎年、体や栄養のことを学ぶ講座が開かれていました。その内容を参考に自分でもいろいろ気をつけました。

嫌いだったレバーを毎日食べ、さらに鉄剤を飲んで貧血はよくなりました。あんなに活動量が多くても、元気でいられたのは高校生だったからだと思います。

菅谷さん

私も、実は大学1年生の時に生理が止まってしまいました。医師に「原因は環境の変化とストレス」だと言われて、ストレスを溜めないようにして食事療法も行いました。ピル（68ページ参照）を使った治療もしたのですが、体に合わなくて、だるかったりおなかが張ったり体重が増えたりしました。

体が重くて、泳いでいると自分の体じゃないような感覚でした。その頃、水泳の成績が落ちたことへの焦りもあって、かなりきつかったです。今は回復しています。いろいろ経験をして、今は生理を受け止められます。たとえ生理の始まるタイミングが大会と被ってしまっても、今なら「仕方ない」と思えます。

斉藤さん

私は、生理の期間が試合に被ったらちょっと嫌だなと思っていましたが、止まったことはないですし、それほど悩んだこともありません。

さっき水泳部でタンポンを使う話がありましたが、私もタンポンを使っています。ソフトボールは、腰を落として低い姿勢で守備しなくてはいけなかったり、スライディングしたりするので、ずれの心配のないタンポンがすごくいいです。

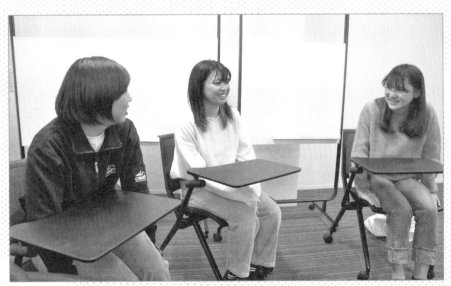

おたがいの競技や生理のことを話すと驚きと共感があります

悩んだら、誰でも利用できる「アスリート外来」がお勧め

この経験を通して、何か後輩に伝えるとしたら？

甲本さん

私は大学生になってから、やる気が出なかったり頭痛がひどかったりして、悩んでいました。

練習に気合が入らない様子を見た監督に「アスリート外来に行ってみたら？」と言われて受診しました。そうしたらPMS（月経前症候群、66ページ参照）だとわかりピルを飲み始めました。私の場合は、それでPMSをだいぶコントロールできました。

特に、症状が出た時に、「生理前だからなんだ」とわかって落ち着いて行動できるようになったのがよかったです。だから、生理や体のことで悩みがあったら、早めに病院にかかるのがいいと思います。「運動してるんです」と説明したらわかってくれるし、正しい情報も得られますから。

菅谷さん

私も同意見です。悩みは払拭するべきだと思うので、専門の方に話を聞いて正しい情報を得てほしいです。

ちゃんとした知識を身につければ、生理が来ることはあたりまえで、とても大事なことだと納得できます。「嫌だな」「めんどくさいな」って思うことがなくなるんじゃないかと思うのです。

斉藤さん

今、2人から「相談するように」とか、「疑問をちゃんと解決するように」という話が出ました。私は教育実習で中高一貫の女子校に行ったのですが、そこの先生から「教科書の内容を教えるのも大事だけれど、年齢の近い大学生なのだから、ぜひ自分の実体験を伝えてほしい」と言われました。現場の先生たちが、「性とか生理に関する話題をもっとフランクに話せる環境」を求めているんだと気付きました。

中高生くらいの時は、「疑問はあるけれどなかなか聞けない」と思うので、私は相談しやすい保健体育の先生になりたいです。

女性アスリートたちの
活躍を支えたい

話を聞いた人

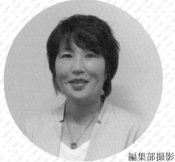

順天堂大学 スポーツ健康科学部
教授

鯉川 なつえさん
こい かわ

編集部撮影

ショートヘアに引き締まった体形が、ランナーとしての経歴を感じさせます。1998年に陸上競技を引退し順天堂大学でコーチングと教鞭をとるように。女性アスリートの競技環境の改善に向けた調査・研究と実践を続けています。

進む、女性アスリートの研究

2014年に順天堂大学は女性スポーツ研究センターを設立。鯉川さんが副センター長を務めます。女性アスリートのコンディショニングに関する研究や、女性コーチの育成を行っているほか、すべての女性がスポーツを楽しめるように、健康増進やパフォーマンスの向上にも力を入れています。また、日本初の「女性アスリート外来」を開設（40ページ参照）。アスリートの健康を守ることにも貢献しています。

体が成長する時期は人生で2回

「アスリートが大学まで第一線でスポーツを続けられるのは、幸せなことなんです」と第一声を発した鯉川さん。女性が競技を続けるには、けがをしないことやスポーツをできる環境が整っていることに加え、女性特有の身体・生理的課題との向き合い方があるといいます。

鯉川先生

まずはじめに、生理とは通称なので、私は正式な医学用語である「月経」という言葉を使って説明していきますね。身長が伸びたり体形が変化したりして成績が振るわなくなり、競技から離れるアスリートがいます。それが女性の場合、月経と深くかかわっています。初経を迎える際に、どうしても体形変化が起こるからです。加えて、月経痛などの不調のために競技が妨げられたり、妊娠・出産によって競技を離れたりしますから、女性アスリートは一生涯、月経とのつきあい方を考えなくてはなりません。

月経は、女性が子どもをつくる体であるためのひとつの現象です。そのため月経にともなって体には様々な変化が起こります。

鯉川先生

私は主に女性アスリートの研究をしていますが、そのなかには若いみなさんにも知ってほしいことがたくさんあります。

私たちの体が大きく成長する時期は人生で2回訪れます。1回目は赤ちゃんの頃で、1年で身長が25cmも伸びることがあって、第一次性徴と呼ばれます。次が思春期の第二次性徴で、女子は11歳頃に約8cm、男子は13歳頃に約9cmも伸びるのです。私たちは「成長スパート」と呼んでいます。

この時期に起こる体の変化は、身長が伸びるだけではないといいます。女性の場合はどうなのでしょうか。

鯉川先生

成長スパートが始まって 3 カ月ほどで筋肉量が増えます。6 カ月後には骨量が増え、12 カ月後にはボディマス指数（BMI）が増えます。BMI は、[体重（kg）] ÷ [身長（m）の 2 乗] を計算した値で、肥満や低体重の判定に用いられます。日本肥満学会の定めた基準では 18.5 未満が「低体重（やせ）」、18.5 以上 25 未満が「普通体重」、25 以上が「肥満」です。そして成長スパート開始から約 1.3 年後に初経が来るとされます。

初経前後の体の変化は、女性では主に女性ホルモンの働きによって起こります。女性ホルモンには脂肪を蓄積する働きもありますから、体の調子に敏感な女性アスリートが様々な「体の変化」を感じるのは当然のことなのです。ただ、背が伸び、体がつくられるこの時期にダイエットはしてはいけません。

自分の生理を知ることが大事

11歳で大きく成長して、約1.3年後に初経を迎えるのですから、12歳頃にはじめて生理になる人が多いわけです。

鯉川先生

個人差がありますが、18 歳までに初経が来ない場合は産婦人科に行って原因を調べるように言われていますね。アスリートの場合は、より早い 15 歳には病院を受診するように進めます。激しい運動によるエネルギー不足で初経が来ていない場合があるからです。

初経が来てからも、生理が止まったり数カ月来なかったりすることもアスリートには起こりやすいといわれています。

鯉川先生

> アスリートの場合は月経の間隔（かんかく）が40日くらいまでなら正常範囲だと考えていいと思います。月経不順は何らかのストレスが原因の場合が多いですが、なかには病気（かく）が隠れていることもありますから、気をつけなくてはいけません（66ページ参照）。

2章

生理が止まる原因にはどんなものがあるのでしょうか。

鯉川先生

> 月経が正常に起こるには、視床下部（ししょう）―下垂体―卵巣（らんそう）―子宮という四つの関所の間のホルモンの受け渡し（わた）がうまくいくことが大切。ひとつ目の関所は視床下部、二つ目が脳下垂体です。どちらも脳内にあるので、たとえば就職が決まらない、大事な試合があるというように脳にストレスがかかると月経が止まったり、逆に周期でないのに来たりします。体は非常に敏感（びんかん）なのです。こうしたことが一時的であれば、それほど心配することはありませんが、原因が何であれ月経が止まった状態が長引くと支障がでますから、その前に病院に行って治療（ちりょう）してください。

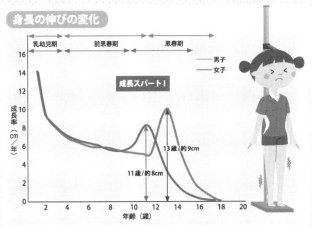

身長の伸びの変化

成長スパート！

13歳/約9cm

11歳/約8cm

成長率（cm/年）

年齢（歳）

乳幼児期　前思春期　思春期

男子
女子

※思春期の成長スパートは開始年齢が人により4〜5歳異なります。
参考：平成12年乳幼児身体発育調査報告書（厚生労働省）及び平成12年度学校保健統計調査報告書（文部科学省）

背が伸びる時期に体がつくられます　　　© 女性スポーツ研究センター

どの関所にトラブルがあるか、調べられるのですか。

鯉川先生

アスリートの無月経の多くが視床下部のトラブルからだと言われています。その原因はエネルギー不足なので、食べる量が少ない人も視床下部性の無月経になってしまうことがあります。どの関所にトラブルがあるかを知るには基礎体温（82 ページ参照）をつける必要があります。基礎体温を測ると排卵のタイミングや月経周期がわかります。月経周期は 25 日～ 38 日などと言われますが、それはあくまでも平均で個人差が非常に大きいのです。特に 26 歳頃までは、体ができあがっていないので、前の月は 40 日間隔だったけど、今回は 25 日間隔だったというようなことがよくあります。確実に月経が来る時期を知るためにも基礎体温をつけましょう。

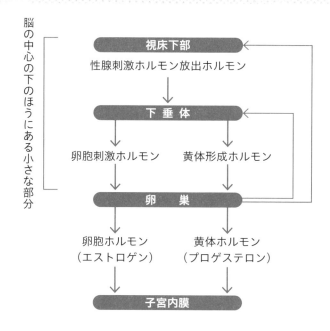

脳の中心の下のほうにある小さな部分

- 視床下部
  - 性腺刺激ホルモン放出ホルモン
- 下 垂 体
  - 卵胞刺激ホルモン　黄体形成ホルモン
- 卵 巣
  - 卵胞ホルモン（エストロゲン）　黄体ホルモン（プロゲステロン）
- 子宮内膜

女性ホルモンの分泌は四つの関所で調整

生理をコントロールする

とても大事な試合に月経が重なってしまう場合はどうしたらよいのでしょうか。

鯉川先生

> 1990 年代は、超トップマラソンランナーが経血を流しながらゴールテープを切ったなどということがありました。でも、今はそんな時代ではありません。トップアスリートの多くは、ピルを使って月経周期を調整しています（40 ページ参照）。

ピルにはいくつかの種類があります。超低用量ピルは薬効成分が少ない分、副作用が少ない薬です。ただし服用するには病院での受診が必要です。

鯉川先生

> ピルを服用する際には病院で血栓症などのリスクがないかを確認すると安心です。一方で、ピルを使って月経をずらしたり、月経の回数を減らすことは問題ありません。服用をやめれば、いつでも子どもをつくることができます。現在は、昔に比べて出産回数が減っているので、生涯の月経回数が増えています。月経のたびに出血による貧血に悩まされたり、炎症による体への負担があります。ピルによって月経痛や過多月経を緩和することは、むしろ体のためにいいと考えています。

こうして様々なことがわかってきて、女性アスリートをめぐる環境はよくなっているのでしょうか。

鯉川先生

> 順天堂大学だけではまだ足りません。この動きをもっと広げていかなくては。月経に関しては、まだ「みんながまんしてるからあなたもがまんして」といった同調圧力が根強くあります。この状況を変えるために、今こそ女性がアクションを起こさなければなりません。月経についてはみんながあたりまえのように知っていて、配慮できる世の中になればいいと思っています。そのために女性コーチの育成や男性コーチの理解をうながしていくことが、私たちの使命です。

運動する時の困りごと

気軽に利用しよう！　「女性アスリート外来」

　運動を続けている時に「月経不順かな？」と思ったら、「女性アスリート外来」を受診してみてはどうでしょうか？

　順天堂大学医学部附属順天堂医院および浦安病院の「女性アスリート外来」は、女性スポーツ研究センターが実施する研究・支援活動とのコラボレーションが実現し、2014年に日本ではじめて開設した外来です。

　名前にあるように、そもそもは女性アスリートが健康に競技を続けられるようにとつくられ、トップアスリートだけでなく、部活動にはげむ女子中高生やスポーツ愛好家まで幅広く受診が可能となっています。2022年現在、全国的に設立されつつあるので、近いところを探して行ってみるといいかもしれません。

　無月経を含めた月経周期異常や月経痛、月経前症候群（PMS）など月経に関する問題の診断・治療を行うほか、月経周期によるコンディション不良、疲労骨折やけが、骨や関節・筋肉の痛み、腰痛などアスリートが直面しやすい問題にも対応しています。さらに栄養部（公認スポーツ栄養士）と連携してエネルギーバランス改善のための栄養指導も行っています。

女性アスリートの陥りやすい三つの障害

　女性アスリートは、トレーニングや栄養のバランスを保ち「健康な状態」で運動を続けることが理想です。しかし、実際にはトレーニングの量や質が高まったのに、それに対してバランスのよい十分な食事を摂っていないことがあります。その結果、月経が来なかったり、疲労骨折や靭帯の損傷、けがの治りが悪かったりするのです。

　①「利用できるエネルギーの不足」が原因で、②「視床下部性の無月経」が起こり、③「骨粗鬆症」へとつながっていきます。こうなるとパフォーマンスが下がってしまうばかりか、競技を続けることが難しくなります。女性アスリートが陥りやすい、この三つの障害をFemale Athlete Triad（女性アスリートの三主徴；FAT）と呼びます。

　FATはアスリートでない人にも起こりうるため、早期発見や予防が重要なのです。

生理中に気になるユニフォーム

　アスリートがパフォーマンスをする時は経血や生理用品のずれなどは気になるもの。トーク④の鯉川さんは、順天堂大学の女子陸上部の監督になった時、まずランニングパンツを白から青に変えました。白は汗で濡れたら透けてしまいますし、経血がついたら目立ってしまうからです。このことで選手は安心して競技に臨めるようになりました。

アスリートは、どんな生理用品を使っている？

　生理用品が快適で、漏れなどの心配がなければ、思いっきり競技に集中できますが、少しでも心配があったら十分な力が発揮できません。「アスリートはどのような生理用品を使っているのか？」……2017〜2018年にかけて、鯉川さんたちは約400人の女性アスリート・パラアスリートを対象に調査しました。その結果は、「生理用品に関する意識調査」として順天堂大学女性スポーツ研究センターのホームページに掲載されています（下記QRコード参照）。

　女性アスリート・パラアスリートの94.3％が普段ナプキンを使っていますが、練習時には74.7％、試合時は74.4％に減少します。一方で、普段は12.4％と非常に使用率の低いタンポンが、練習時は29.2％、試合時には31.0％に増えており、シチュエーションによって生理用品を使い分けていました。しかし、アメリカでは女性アスリートの約81％がタンポンを使っており、日本のタンポン使用率は非常に低いことがあきらかになりました。

生理用品に関する意識調査
© 女性スポーツ研究センター

タンポンでパフォーマンスを上げる

「生理用品のどのような点に困っているか」という質問に対する回答では、「むれる」「ずれる」「漏れる」の3点が大きいことがあきらかになりました。一方で、タンポンを使っている人たちの声から、この三つの問題から解放されていることがわかりました。

「よりよいパフォーマンスのためにも、もっと多くの女性アスリート・パラアスリートにタンポンを使ってもらいたい」と、スポーツ庁委託事業の一環で「アスリートパッケージ」を制作し、タンポンに抵抗のあるアスリートに、タンポンを手に取るきっかけを提供しました。アスリートでなくても、水泳や体操をする時にタンポンを使ってみてはどうでしょうか。思いっきり楽しめるかもしれません。

　生理用品のほかにも女性アスリートの困りごとには女性でなければ気付けないことが多くあり、同性のスポーツ指導者を増やすことが望まれています。加えて、男性コーチにも女性特有の問題があることを知ってもらうことが重要です。

図表　女性アスリート・パラアスリート387人への生理用品調査

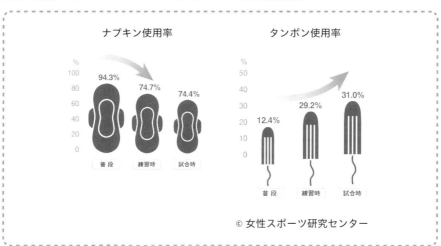

ナプキン使用率　　タンポン使用率

© 女性スポーツ研究センター

スポーツをあきらめない

アスリートが経験を語る 1252 プロジェクト

「1252プロジェクト」を知っていますか？　1252とは、1年52週のうち約12週は訪れる生理期間のこと。「一般社団法人スポーツを止めるな」が、「生理×スポーツ」の情報発信などをしている教育プログラムです。女子学生アスリートが10代の頃から正しい知識を持って生理と向き合うことで、自分らしくスポーツに取り組める環境づくりをめざしています。

始まりは「スポーツを止めるな」という願いからでした。

新型コロナウイルス感染症が広がる2020年5月、「＃ラグビーを止めるな2020」というSNSを使った活動がスタートしました。大会の相次ぐ中止で、高校生アスリートたちは将来に不安を抱いていました。彼らがスポーツを続けられる道を拓くため、自分のプレーアピール動画を作成して「#スポーツを止めるな」とハッシュタグをつけてツイッターにアップすることで進学のチャンスにつなげていこうという取り組みです。実際、この動画投稿をきっかけに大学進学や、トップリーグ入りのチャンスを摑んだ選手がいるそうです。取り組みは多くの競技に広がっています。

生理の知識は、現代を生きる力

2021年3月、「スポーツを止めるな」は、「1252プロジェクト」を始めました。女子学生アスリートが自分らしく競技を続けるためには、生理と正しく向き合う必要を感じたからです。プロジェクトリーダーは元競泳日本代表の伊藤華英さん。北京オリンピックに月経期間が重なり、月経をずらすために自分に合ったピルの服用方法を知らないまま服用したピルの副作用によって、パフォーマンスに影響が出てしまいました。「こんな思いを若い女性アスリートにはしてほしくな

い」と生理についての知識や情報の発信に努めます。トップアスリートや東京大学医学部附属病院の女性アスリート外来の医師、能瀬さやかさんなど専門家の方も交えて、生理を知ってもらうための出張授業、インスタグラムで生理とスポーツについて学べるオンライン教材など、楽しく生理の知識を身につけるための様々なコンテンツを提供しています。

女性アスリートたちの貴重な経験談

　その中に、伊藤さんがトップアスリートと生理について楽しく話す『Talkup 1252』というYouTube動画コンテンツがあります。
「痛いつらいと言える環境じゃなかった」「毎月生理があれば排卵していると思っていたけれど……」「もっと自分の体を大切にしておけばよかった」とけがに悩まされた現役時代をふり返る元バレーボール日本代表・大山加奈さん、「やる気が出なかったり、眠かったり。今思えばPMSだったのかもしれない」「ピルで月経をコントロールしてよかった」と月経の知識は重要だと話す元バドミントン日本代表・潮田玲子さんなど貴重な体験談を聞くことができます。
「生理と上手につきあえば、大好きなスポーツをもっと楽しめる！」
　女性アスリートたちの心からの言葉にふれることができます。

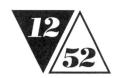

スポーツに携わる人たちにとって、
コンディションを知ることはとても重要なこと。
にも関わらず、生理の存在に目を背けてきたのはなぜだろう。
考えたこともないと答える人もいるかもしれない。
でも、学生選手にとって大切な1年、
52週間のうち、約12週間も訪れる生理期間と
向き合わずにいることは、本当に正しいこと？
私たちは知って欲しい。生理と上手に付き合えば、
大好きなスポーツを、もっと楽しめるということを。
あなたの可能性が、もっと広がるということを。
未来ある選手たちのために。

1252プロジェクト
生理を知れば、スポーツはもっと面白い。

© 一般社団法人スポーツを止めるな

3章

大学生や社会人に
聞いてみた

大学生や社会人のみんなが生理の悩みや
生理のある日の様子を紹介してくれました。

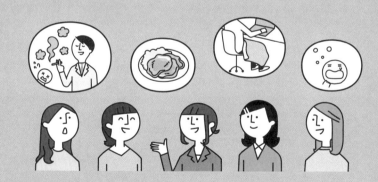

「生理の悩み」に向き合った経験が
まわりを思いやる気持ちに成長

> 話を聞いた人

武庫川女子大学
文学部 卒業生
藤永 真実さん

武庫川女子大学
生活環境学部 卒業生
宮本 栞里さん

武庫川女子大学
短期大学部 卒業生
富田 菜月さん

武庫川女子大学
文学部 4年生
田中 咲帆さん

武庫川女子大学
音楽学部 3年生
粟谷 利菜さん

2020年2月にららぽーと甲子園（兵庫県西宮市）で行われた第2回「武庫女スマイルフェス」。そのなかに「生理によるストレスを減らしたい」「生理の悩みを発信しやすい空気づくりをしたい」と願うメンバーによる生理に関する展示がありました。

> 布ナプキンを学び、生理を学ぶ！

　武庫川女子大学卒業生の平島利恵さんは、2015年にHeulie（ユーリエ）を設立し、現在、生理用の布ナプキンと洗濯洗剤のブランド「Rinenna」（リネンナ）を展開しています。やがて「母校の学生広報スタッフが平島さんから商品のPRを学ぶ」という目的で「Rinenna×MWUプロジェクト」が企画されました。そのなかで企画メンバーたちが、今の日本は生理の悩みを発信しにくい環境だと気付いたことから、「生理に向き合う活動」へと変わっていきます。活動の成果は、大学の文化祭や武庫女スマイルフェスで発表されました。

プロジェクトを通して「生理の悩み」を発信！

それぞれどのような活動をしたか教えてください。

田中さん

「女性の生理の悩みに寄り添いたい」というコンセプトの下で、自分たちに何ができるか考えながら活動していました。私の場合、食物栄養科学部に友だちがいたので、生理中に起こりやすい貧血にお勧めの食べ物についてインタビュー取材をしました。パネルにして多くの人に知ってもらえたと思っています。

粟谷さん

私もパネル制作をしました。当時大学 1 年生だった私は、プロジェクトの途中からの参加でした。わからないことも多かったのですが、平島さんや先輩方の活動を見ながら、「実は今……第 3 次生理ブームなんです！」というパネルをつくりました。
麻や布を生理用品として使うようになった「第 1 次生理ブーム」、紙ナプキンが登場する「第 2 次生理ブーム」、そして今、世の中の生理に対する関心の高まりとともに「第 3 次生理ブーム」が訪れています。

富田さん

私は主にブログを書いたり、文化祭や武庫女スマイルフェスで配るパンフレットの作成など、ほかのメンバーといっしょに主に発信を担当していました。パンフレットには、私たちのプロジェクトの紹介や、布ナプキンの説明などを入れました。

みなさんの発信は、多くの人にあらためて生理について考えるきっかけとなったのでしょうね。

藤永さん

はい。みんなで展示のためのパネルづくりやブログでの発信をしただけでなく、女子大生に生理の悩みに関するアンケート調査をして 500 人の声を集めました。ほかには、もともとこの活動が「企業の PR について学ぶ」ことを目的にしていたので、平島さんに教わってプレスリリースを出したり、新聞やラジオなどのメディアにアポイントメントを取ったりして、自分たちの活動を広く知ってもらう活動もしました。

3 章

宮本さん

私がこのプロジェクトに参加したのは、企業が世の中の悩みをどう解決しているのか興味があったからです。

最初の頃は、平島さんが扱っている布ナプキンなどの商品を「どう PR するか」ばかりを考えていました。ところが徐々に「この商品の PR のためには生理の悩みに向き合う必要がある」と考えるようになり、さらにアンケート結果から「生理の悩みを発信しにくい現状」があきらかになると、まずは「生理の悩みをみんなで共有しよう」とプロジェクトの方針が変わっていったのです。

アンケートで見えたみんなの生理の悩みと意識

「生理の悩みに向き合おう」と決めて、アンケートで500人の女性の声を集めたのはすごいことでしたね。

宮本さん

プロジェクトメンバー 7 人で、期限を決めて 500 人分のアンケートを集めることにしました。目標達成には競争意識も必要だろうと、誰が何人集めたか常に確認できるようにもしました（笑）。アンケートの集め方のノウハウを教え合ったりして、なんとか 500 人達成しました。

富田さん

私は高校時代の友だちを中心に声をかけました。快く答えてくれた人もいましたが、「恥ずかしいから」といって断られることもあって、「生理に対する考え方は人それぞれなんだ」というのを強く感じました。

アンケートを依頼した時の反応から生理への意識が垣間見られたと。

田中さん

私も高校時代の友だちに久しぶりに連絡を取ったので、近況報告ができました。生理はデリケートな話題ですが、予想以上に答えてくれる人が多くて、「みんな悩んでいるんだな」という印象を受けました。

藤永さん

私の場合は、「どういう活動をしているの？」「布ナプキンって何？」といった質問を受けました。このアンケートを行ったことで、友だちやアルバイト仲間と生理の話をするきっかけになったのでとてもよかったです。

粟谷さん

学生広報スタッフは毎年「女の子の悩みに関するアンケート」を行っているのですが、生理のアンケートに対しては、「おもしろいことをやっている」という反応が返ってきました。多くの人に興味をもっていただけたようでした。

3章

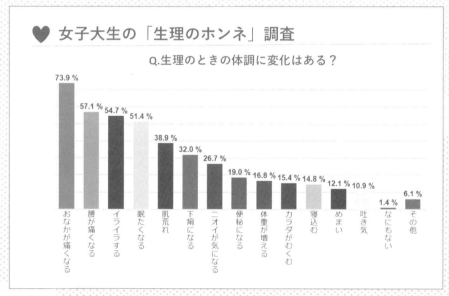

♥ 女子大生の「生理のホンネ」調査

Q.生理のときの体調に変化はある？

- おなかが痛くなる 73.9 %
- 腰が痛くなる 57.1 %
- イライラする 54.7 %
- 眠たくなる 51.4 %
- 肌荒れ 38.9 %
- 下痢になる 32.0 %
- ニオイが気になる 26.7 %
- 便秘になる 19.0 %
- 体重が増える 16.8 %
- カラダがむくむ 15.4 %
- 寝込む 14.8 %
- めまい 12.1 %
- 吐き気 10.9 %
- なにもない 1.4 %
- その他 6.1 %

フェスで展示された「女子大生500人に聞いた！私が抱える生理の悩み」の一部。生理の時に何らかの不調や体調の変化を感じている人が非常に多いことがわかりました

悩みを共有することの大切さ

活動全体を通して、生理に対する考えや行動は変わりましたか？

富田さん

私は、生理用品に対する意識が大きく変わりました。
紙ナプキンしか使ったことがなかったのですが、プロジェクトを通して布ナプキンを知り、その使い心地のよさに感動したのを覚えています。これをきっかけに、ほかにも月経カップや吸水ショーツなどの生理用品があることを知りました。このような生理用品が悩みを解消してくれることもあるので、私のように知らない人に情報を届けたいと考えるようになりました。

田中さん

私も、Rinenna の布ナプキンは快適でした。逆に使うのが楽しみなくらいで、生理の時の憂鬱な気持ちが軽くなりました。今も、生理が重い時に使っています。もうひとつの変化は、生理の悩みを人に打ち明けられるようになったことです。

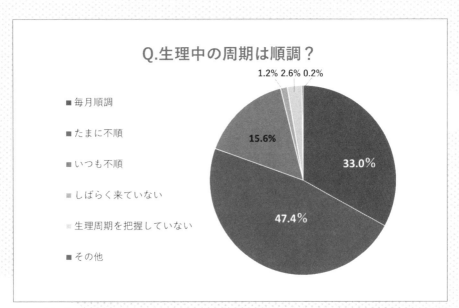

Q.生理中の周期は順調？

1.2% 2.6% 0.2%

■ 毎月順調

■ たまに不順

■ いつも不順

■ しばらく来ていない

■ 生理周期を把握していない

■ その他

15.6%

33.0%

47.4%

ほかにも個別の体験談なども聞いており、たいへん貴重なデータです

プロジェクトの過程で、メンバーに自然と商品をPRしたい気持ちが芽生え、さらに生理の悩みを共有するハードルも下がっていったのですね。

宮本さん

アンケートでは、自分よりも生理痛が軽い人も重い人もいました。人それぞれではあるけれど、悩んでいるのは自分だけじゃないとわかって、自分が悩んでいる時にはまわりに相談していいし、逆にまわりに生理で悩んでる人がいないか気配りをしようという気持ちになりました。

藤永さん

私も、プロジェクト前には生理のことをまわりに話すことなんてありませんでした。だから、プロジェクトのメンバーで生理の悩みについて話し合ったり、アンケートをとって、みんなも同じような悩みをもっているんだとわかって共感できたりしたことがうれしかったんです。生理は恥ずかしいものでも隠すべきものでもなくて、生きていく上であたりまえのことなんだと思えるようになったのが大きな変化です。

粟谷さん

高校の時は共学だったこともありますが、トイレに行くのにナプキンを持って行くのが恥ずかしかったんです。でも、この活動を通して、「恥ずかしいことじゃないんだ」と思えるようになりました。
ただ、生理に対しては「もっとみんなで共有したい」という意見がある一方で、「繊細に扱ってほしい」と考える人もいるので、無理に何かをするのではなく、まずは共感することから始めてはどうでしょうか。

3章

職場や大学で

生理のある日はこんな感じ

悩みのない人なんていない

つづけてトーク⑤のみなさんにお聞きしていきます。
500人アンケートでも、多くの人が生理の時に体調の変化を感じているのがわかりましたが、みなさんはどうですか？

粟谷さん

> 私は、自分が大変なほうだと思っています。高校生の頃には腹痛で学校を休むこともありました。母に「生理のたびに休んでいるんじゃないの？」と言われて生理痛だと気付いて、産婦人科に行きました。そこでピルを処方してもらって飲み始めてからは、比較的調子がいいです。こうして生理に向き合う習慣ができているので、最近、生理の時にイライラすることがあると気付くことができました。

田中さん

> 私の場合、休まなくてはいけないような重い症状を経験したことはないですが、憂鬱になって精神的にちょっとつらいなと感じることはあります。ほかには食欲が増してたくさん食べてしまいます。

富田さん

> わかります。私も生理前と生理中には気分の落ち込みがあります。ほかには、生理中に眠気を感じます。

宮本さん

> 夜更かしをすることもあるので、それで眠い時もあるんですが、生理期間中はさらに眠くなります。特に、おなかが痛くて痛み止めを飲むと眠気が増すので困ります。

藤永さん

私は特に匂いに敏感になって気分が悪くなることがあるので、満員電車がつらいです。体調が悪いというだけでなく、デスクワークなので、トイレに行くタイミングを逸してしまうと漏れたりしないかとても心配だったりします。

あれから2年、それぞれの場所で

今、職場や大学で困ったりしていませんか?

宮本さん

就職して1年目に配属された営業所は、私以外男性ばかりでした。生理が重たくて仕事がつらい日があって、「仕事をサボっているって思われたくないな」と考えていたら、上司から逆に「だいじょうぶ?」と聞かれました。少し場所を移して、2人だけになったところで事情を話しました。そうしたら「仕事の切りのいいところで帰っていいから」と言ってもらえました。

藤永さん

私は会社のシステム部門で事務の仕事をしています。一日中デスクワークでまわりは男性がほとんどですが、宮本さんのように上司に生理の相談をしたことはないです。特に、夏場は空調の効きすぎで寒くて、おなかが痛い時などはちょっとつらいんですが、自分で毛布を持っていって対策しています。

富田さん

私も、藤永さんと同じでデスクワークをしています。座りっぱなしなのでおなかが痛くなったり、紙ナプキンが当たっている感じが不快に感じられたりすることがあって……。吸水ショーツを使ってみたら、私の場合は生理を忘れられるほど快適でした。

3章

まだまだ職場で生理のことを相談するのは難しいようですから、自分で対策を知っていることも重要ですね。

宮本さん

私の場合、その上司の方がいつも私の体調を気遣ってくれていました。実は、奥さんが毎月生理で大変らしく、それが私への気遣いにつながっていたようです。今は女性の後輩が一人いて、その人からは「今日おなかが痛くて。痛み止め持ってませんか？」と声をかけられることがあります。私が相談しやすい存在になれていると思うとうれしいです。

大学での環境はどうでしょうか？

田中さん

私は英文科で、本格的に英語スピーチをするゼミに所属しています。毎日練習をしていると、なかには生理でつらそうな友人もいて、気遣うようにしています。また、後輩の一人が「生理の悩みを結婚相手にも理解してほしい」といった内容でスピーチをした時にも、このプロジェクトを経験していたので、より気持ちを理解してあげられたかなと思います。

粟谷さん

女子大ということもあるかもしれませんが、「今日生理だから……」という声が教室でも聞かれ、武庫女には生理について話しやすい雰囲気があります。私自身は、生理で悩んでいる学外の友だちにも「病院でピルを処方してもらったら」などと自分の体験に基づいて助言することがあります。これはプロジェクトのおかげだなと思います。

プロジェクトは様々な形で、今に生きていますね。

宮本さん

「悩みを共有するのがいい」と言っても、相談できる相手がいるとも限らないですし、社会の生理に対する理解が十分でないという状況もあります。だからまわりに悩んでいる人がいないか、私たちのほうから気遣うことが大事だと思うんです。

自分の体に向き合い、相手を思いやる

貴重な経験をしたみなさんから、中高生へメッセージをお願いします。

田中さん

先ほど話題に上がったように、生理に関してまったく悩みをもっていない女性は本当に少ないと思います。デリケートなことですが、同性の友だちや家族に相談して、自分一人で悩みを抱え込まないでほしいと思います。そして、食も大切にしてください。貧血にならない食べ物と言えばレバーですが、好き嫌いが分かれるので、私は、みなさんに「お肉を食べる」ことをお勧めします。

3
章

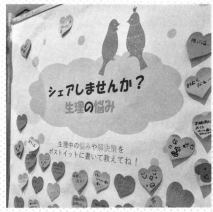

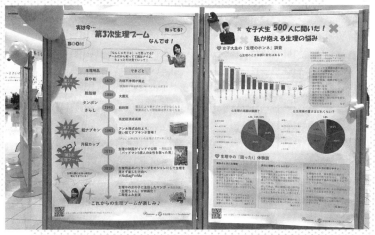

「武庫女スマイルフェス」の来場者に生理の悩みを書いてもらい、共有しました

富田さん

まず、中高生のみなさんにお伝えしたいのは、生理用品は紙ナプキンだけでなくいろいろあるということです。

自分に合ったものを見つけられれば、悩みも軽減して、快適な生理ライフを送ることができます。

個人的にお勧めの吸水ショーツは、はくだけでいいのでナプキンをいちいち取り替えなくていいですし、通気性もいいです。紙ナプキンを交換する時のベリベリという剥がす音が恥ずかしいと感じている方にもお勧めです。

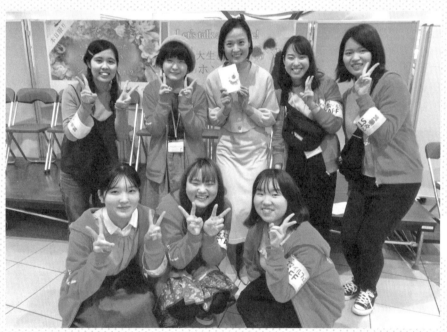

フェスが無事終わり、活動メンバー全員での集合写真

食や生理用品について知っておくことも、生理と上手くつきあっていくには大事ですね。

藤永さん

私は、中学生の頃、生理の周期が安定しなくて、2〜3カ月間来ないことがありました。当時は生理が嫌で、「来なくてラッキー！」くらいに思っていました。でも、生理が毎月来るのは体が健康であることの証です。しっかり自分の体に向き合って、心配があったら病院に行ってほしいと思います。

宮本さん

私も、多少自分の体に悩みがあっても、煩わしいので向き合わずに来てしまいました。今は、自分の生理に対する無関心が、後々、自分の健康をダメにしてしまうことがあると知っているので、生理が毎月いつ来たかをメモして、自分の体の変化に敏感になるよう努めています。実際、寝不足やストレスと生理が重なると、連動して体の調子を崩します。私自身が体に向き合いたいと感じているように、みなさんにも自分の体を大切にしてほしいのです。

粟谷さん

生理については話したくない人もいるので、繊細に扱われる環境は残り続けていくと思います。ただ、悩みがあったら友だちや家族に相談していいんだ、ということを知っておいてほしいのです。そして、中高生の男の子は恥ずかしい時期かもしれませんが、男性にも生理について知ってほしいと思います。

宮本さん

パネル展示では、『生理ちゃん』（小山健著／KADOKAWA）という漫画を紹介しました。この漫画は女性の生理の話題が中心ですが、男性の悩みについても描かれているんです。自分の生理の悩みと向き合うと同時に、自分以外の人の悩みを知ること、気持ちを共有して、おたがいを思い合うのが大切だと思います。

3章

症状のやわらげ方

生理痛がひどくなる原因

　生理痛はがまんせずに鎮痛剤を飲んでいいとされています。薬に加えて適切なセルフケアを行えば、それは根本的に痛みをやわらげることになって、体にとってもいいのです。生理の時の痛みは、いらなくなった子宮内膜を子宮の外へ押し出そうと、子宮が収縮するために起こります。血行が悪くなると酸素や栄養が子宮に届きにくくなり子宮の機能が低下するので、生理痛は重くなります。原因を知って、効果的なセルフケアをこころがけてみましょう。

まず、生活習慣を見直す

　ホルモンバランスが整うと血行がよくなり、生理痛は改善されます。そのためには毎日の生活習慣が大切です。
　①しっかり睡眠をとって、規則正しい生活をしている？
　②適度な運動をしている？
　③冷えに注意している？
　④食べ物や飲み物に気をつけている？

規則正しい生活と適度な運動

　生理を引き起こす女性ホルモンの分泌は、生活のリズムの乱れの影響を受けやすいので、「規則正しい生活」を送ることは体調改善の基本です。朝目が覚めたら、太陽の光を浴びましょう。この時、心を安定させるセロトニンや、生理の痛みやイライラを改善する働きのあるビタミンDがつくられます。

「適度な運動」は、通学時に早歩きをしたり、お風呂上がりにストレッチをするなど無理せずできることから始めてみましょう。5分以上30分以内の運動では、血行がよくなるだけでなく、セロトニンが出て心が安定して精神が落ち着きます。生理の不調には心の状態も影響するので、適度な運動は非常に効果的です。

体を冷やさない

　冷えは血行を悪くする大きな原因です。夏だからといって素足にミニスカートといったような服装はやめたいものですが、そうでなくても夏の電車内や室内が自分には「寒いな」と感じることがあるでしょう。その時のために上着を一枚持ち歩いたり、ひざかけがわりの厚手のタオルや毛布を用意しておくといいでしょう。カイロも手軽でいいかもしれません。生理中は特に下腹部や腰のまわりを温めると、血行がよくなり痛みがやわらぎます。体を締めつけるような服を着ない、お風呂にゆっくり浸かって体の芯からポカポカになることでも血行はよくなります。体を冷やさないよう、生理中は冷たい食べ物はなるべく避けましょう。

食事で必要な栄養を摂ろう

　何か病気があるわけではない生理の悩みを、根本的に解決できる方法があるとすれば、それは生活習慣と食事の改善になるでしょう。生理の不調を改善するのに、食事では冷たい食べ物を避ける以外にどのようなことに気をつけたらいいでしょうか。

　「栄養を整える」ように食事をすることが大切だと言われます。予防医療コンサルタントとして知られる細川モモさんが、『生理で知っておくべきこと』(日経BP)の中で様々な栄養をあげて、「栄養の整え方」を教えてくれているので、いくつかご紹介します。

マグネシウムは必須！

　まず意識して摂りたいのが、マグネシウムです。筋肉を収縮させたり、食べ物をエネルギーに変えたりする働きがあります。生理に関することでは子宮の収縮や、月経前症候群（PMS）をやわらげるセロトニンをつくるのに必要です。重要なミネラルのひとつなのですが、十分足りている女性が少ないのが問題です。毎日食べるお米やパンを精製の度合いの低い胚芽米や胚芽パンに替えたり、アーモンドや納豆、豆乳などを食べたりして摂取しましょう。お風呂に入る際にマグネシウムを含む入浴剤か「にがり」を入れると、皮膚から吸収できるそうです。

魚の油に含まれる力

「魚の油は血液をサラサラにする」と聞いたことがあるかもしれません。魚の油と言えばEPAとDHAです。EPAには生理痛をやわらげ、産後うつを減らす効果が知られています。また、DHAには体の炎症を抑える力があります。

タンパク質は体をつくる材料

　肉、魚、卵、大豆、乳製品。どれも良質なタンパク質を含む食品ですが、そこに含まれているアミノ酸がそれぞれ異なります。五つすべてのタンパク質をバランスよく食べることが大事です。タンパク質が重要なのは体をつくる材料となるからですが、生理をコントロールしている女性ホルモンもタンパク質からつくられます。ほかには生理の出血による貧血を改善するために鉄分を吸収するのにも、タンパク質が必要です。タンパク質を十分に食べて適度に筋肉のついた体は、体温が上がり血行がよくなり生理痛が軽くなります。

鉄分、亜鉛も忘れずに

　出血によって失われる鉄や、多く含まれる食品があまりない亜鉛は、不足しがちなミネラルです。鉄分を多く含む食材には、牛肉やほうれん草、豆類、ひじき、プルーン、レバーなどがあります。亜鉛は牡蠣に多く含まれます。アーモンド、牛肉、卵などにも含まれていますが、牡蠣に比べたらかなり少ない量です。意識して摂ることが大切です。

和食やハーブティーがお勧め

　実際の食事では、摂取しにくい栄養を意識しながら、バランスよくいろいろな食品を食べることが大事です。栄養はどれが欠けても働かないからです。何と何の栄養が作用しあっているかを一つひとつ覚える必要はないので、バランスのよい食事を心がけましょう。

　細川モモさんのお勧めは、和食です。彼女の調査によれば、日本人で月経に悩みのない人は、魚や大豆製品を中心とした和食を食べていて、大根などの根菜から食物繊維を、きのこからビタミンDを、果物からビタミンCをしっかり摂っていることがわかりました。

　また、そもそも食事をすることが重要だということを忘れないでください。食事が体温を上げて、血行をよくするからです。特に朝食は、体内時計を調整する働きもあって、体の調子を整えてくれます。

　ほかに、砂糖の摂りすぎはイライラや情緒不安定の原因になるので気をつけましょう。ビタミンEを多く含む食品や、生姜、ネギなどの香味野菜は血行促進が期待できるので上手に食事に取り入れていきましょう。温かいハーブティーなどは、心も体もホッとさせてくれて、生理中の体を癒やしてくれるでしょう。

3章

バランスのよい食事

▶▶▶ 毎日の食卓にちょっとプラス

コンビニ食材でもバランスのいい食事を

いろいろな栄養を含むバランスのよい食事をするのは、大変そうです。あまりに大変だと実践できません。しかし実際には、コンビニでも組み合わせを考えさえすれば、よい食事になると、順天堂大学の女性スポーツ研究センターでは女性アスリートに教えています。

主食、主菜、副菜2品、牛乳・乳製品、果物を毎食そろえることで「食事内容が整い」、いろいろな種類の食材を含んだバランスのよい食事になります。まずは、毎食事の構成をちょっと気にしてみてはどうでしょうか。

食事構成がよくても、食べ過ぎたり、逆に足りなかったりしたらうまく体づくりができませんから、「自分にとって適正な食事量を知る」ことも忘れないでください。

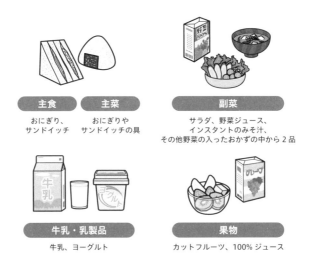

主食
おにぎり、
サンドイッチ

主菜
おにぎりや
サンドイッチの具

副菜
サラダ、野菜ジュース、
インスタントのみそ汁、
その他野菜の入ったおかずの中から2品

牛乳・乳製品
牛乳、ヨーグルト

果物
カットフルーツ、100%ジュース

お勧めメニューは野菜たっぷりのミネストローネ

　武庫川女子大学の田中咲帆さんが食物栄養科学部の友だちに取材して、お勧めするのが、野菜たっぷりのミネストローネ。大豆には不足しがちな鉄分のほか、女性ホルモンと似た働きをもつ大豆イソフラボンが含まれています。さらに野菜の食物繊維が、生理中の食欲増加をうまく抑えてくれます。体が温まって血行もよくなるので、生理中に絶対食べたい一品です。

貧血に効く！　豚の生姜焼き

　体の冷えを解消する生姜料理でお勧めするのが、豚の生姜焼き。豚肉は、鉄分を多く含む良質なタンパク質。貧血予防によい食材です。それが体を温める生姜と一緒にいただけるのですから、最高のメニューです。

しらすのパングラタンはミネラル豊富

　パンの炭水化物が主食、しらすのタンパク質が主菜、牛乳とチーズが乳製品、のりはミネラルがたっぷり。これだけでほぼ食事の構成が整っています。カルシウムがたくさん摂れるメニューです。

生理痛やイライラの原因

月経痛、月経困難症、月経前症候群（PMS）のこと

痛み止め薬は痛くなる前に飲もう

生理の時の不調として、月経痛(生理痛)はみなさんもよく知っているでしょう。

月経では、受精卵の着床しなかった子宮内膜がはがれ落ち、血液とともに体外に排出されます。この時子宮の収縮をうながすために、プロスタグランジンという物質が分泌されます。プロスタグランジンの分泌が多いと収縮が強くなり、子宮のまわりに充血やうっ血が起こって下腹部に痛みを感じます。

月経痛を抑える痛み止め薬は、痛くなる前に飲むようにしましょう。痛みの原因物質であるプロスタグランジンの合成を阻害する薬なので、プロスタグランジンができてしまってからでは、効きにくいからです。

なかには薬を飲むと「癖になる」とか「効きにくくなる」と思って、飲むのをためらっている方がいるかもしれません。けれど、定められた用法・用量を守って短期間(月に10日を超えない程度)の服用であれば、そのようなことはありません

図表　月経時の症状

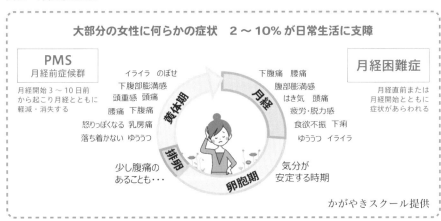

かがやきスクール提供

から薬を上手に使って快適に過ごしましょう。そして少しでも心配だったら、気軽に産婦人科医に相談しましょう。

不調の裏には病気が隠れていることも

　生理が始まる直前から生理中に起こる病的な症状は、下腹部痛のほかにも腰痛、はき気、頭痛、疲労・脱力感、イライラなどがあります。

　いずれもプロスタグランジンが原因とされますが、これらの症状がひどくて、学校や会社に行けないなど日常生活に支障が出てしまう場合を特に月経困難症と呼びます。また、月経困難症には、原因となる病気がある場合があるので注意が必要です。

　生理が始まる3日から10日ほど前にさまざまな症状が現れて、生理が始まると治まる月経前症候群（PMS）に悩んでいる人もいます。主には女性ホルモンの変動がかかわっているとされていますが、脳内のホルモンや神経伝達物質はストレスなどの影響を受けるため、多くの要因から起こると考えられます。なかにはPMSからそのまま月経痛へと、途切れることなく不調が続く人もいます。

　このような生理の時の不調は、その原因が病気である場合、早期に治療することが重要です。原因となる病気がない場合であっても、1年52週間の5分の1以上に当たる約12週間の月経期間が不調だったらとてもつらいことです。症状をやわらげたり治療したりする方法があるので、産婦人科を受診して自分の生理について、ぜひ相談してみてください（78ページ参照）。

　生理の時に起こる不調の裏には病気が隠れていることがあります。

子宮筋腫や子宮腺筋症、患者さんが多いのは子宮内膜症

　月経困難症の原因の病気には、子宮の筋肉の一部にこぶのようなかたまりができる子宮筋腫、子宮内膜に似た組織が子宮の筋肉の中にできる子宮腺筋症などがあります。なかでも月経困難症の原因として多いのが、子宮内膜症です。

　月経では、妊娠をしなかったために不要となった子宮内膜がはがれて外に排出されます。子宮内膜症とは、子宮内膜やそれに似た物質が子宮以外の場所で発生

してしまう病気です。月経痛や慢性骨盤痛、性交痛、排便する時の痛みなどの症状がみられます。

　子宮の外にできてしまった子宮内膜も本来の子宮内膜と同じように、月経のたびにエストロゲンの影響を受けて、増殖や出血をします。ただ、子宮以外にあって体の外に排出されないので、月経のたびに炎症をくり返すことになります。そのためほとんどの場合、閉経するまで子宮内膜症は少しずつ進行します。月経の回数を重ねるごとに痛みが強くなったり、月経中でなくても痛みが現れたりするのです。これを単なる月経痛と思って放置してしまうと、病巣にできた組織の炎症がひどくなったり癒着を起こしたりして重症化して、不妊症の原因になります。

ピルを使ったホルモン治療

　生理痛がつらいと思ったら、産婦人科を受診して治療方針を決めたり、薬を処方してもらうことが大切です。

　子宮内膜症の治療では手術をすることもありますが、低用量ピルや黄体ホルモン製剤の服用などによってコントロールが可能です。

　ここではピルについて紹介します。「ピル」と聞くと、避妊薬と思う人が多いかもしれません。ピルとは、排卵にともなって分泌される女性ホルモン（子宮内膜を厚くするエストロゲンと、その内膜を維持するプロゲステロン）がバランスよく配合された薬で、生理中から一日1錠ずつ飲み始めます。ピルを飲むと、「ホルモンが十分あるから排卵しなくてもいい」と脳が判断するので、排卵が抑制されます。結果として避妊効果が発揮されるのです。

　では、このピルがどうして子宮内膜症の薬としても用いられるのでしょうか。現在使われているピルには、エストロゲンの配合量が多いものから順に、中用量ピル、低用量ピルなどがあります。高用量が使われないのは副作用として血栓が心配されるからです。

　ピルによって女性ホルモンをコントロールすることで、生理を一時的に止めたりずらしたり、月経周期の調節ができますし、月経痛の強さも調節できます。こうすることによって卵巣や子宮を休ませてあげることができるので、月経困難症やPMS、過多月経の症状が緩和されたり、子宮内膜症の進行を止めたりできる

のです。ただし、目的によって薬の飲み方が異なるので、使用目的や自分の体に合ったものを、産婦人科の医師と相談して選びましょう。

一生を通して生理の回数が増えて病気のリスクが上昇！

　このところ、月経困難症や子宮内膜症など生理の時の不調や病気が増えていて、その原因として女性の一生の中での生理が起こる回数が増えていることが指摘されています。

　かつて女性は人生の中で6回ほど出産していた時代がありました。妊娠中と授乳中には生理が来ない上に、初経を迎えるのが16歳と遅かったこともあり、当時、女性は人生で生理の回数は約50〜100回だったとされています。一方で、現代女性は、12.5歳と初経が早い上に、出産回数は2〜3回、授乳期間も短くなっています。こうして、一生に起こる生理の回数は約450回に上ります。生理では出血にともなって子宮が炎症を起こしていて、女性の体には大きな負担がかかっています。生理の回数が増えることで、関連する病気のリスクにつながるのです。

図表　現代女性の生理の回数

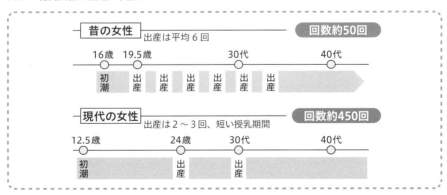

4章

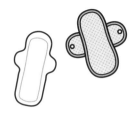

もっと生理の話

産婦人科医師や企業の男性社員、
生理用品メーカー社員、
そして出張授業で健康推進をしている
大人たちが将来にむけて話してくれました。

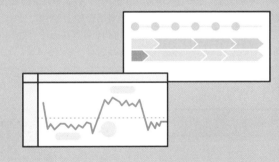

月経だからって、
何もあきらめなくていい

話を聞いた人

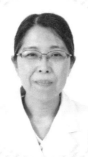

つくばセントラル病院 産婦人科 医師
柴田 衣里さん

産婦人科専門医（日本産科婦人科学会認定、日本専門医機構認定）、女性ヘルスケア専門医（日本女性医学学会認定）の資格をもっていて、これまでたくさんの患者さんを診てきました。伝えたいのは、「何もあきらめなくていいんだ」ということ。月経についても、気軽に相談してほしいと願っています。

気軽に産婦人科を利用してほしい

「産婦人科」というと、「赤ちゃんを産む際にお世話になるところ」というイメージがあるかもしれません。しかし実際は、女性の体と心のすべてにかかわる事柄を生涯にわたって診て、相談に乗ってくれる場所です（78ページ参照）。女性にとっての「健康よろず相談所」なのです。問題が見つかれば専門の医師にもつないでくれます。産婦人科で柴田さんのような医師と知り合うことで、人生100年といわれるこの時代を、元気にそして楽しく生きていくことができるのではないでしょうか。

女性は月経で損をしている？

月経のある女性のうち約7割が何らかの不調や体調の変化を感じていると言われます。産婦人科には月経でどのようなことに困った人たちが訪れているのでしょうか。

柴田さん

> 産婦人科はあらゆる年代の女性が訪れます。そのうち思春期の10代から性成熟期の30代までの方たちは、月経の問題で来院するケースが多いです。月経にともなって現れる不調を「月経随伴症状」と呼びます。その主な症状が月経痛です（66ページ参照）。
> また、PMSと呼ばれる、月経前1週間から10日に現れる不調で来る人もいます。月経前の精神症状がメーンで特に強い場合は月経前不快気分障害（PMDD）といいますが、イライラや鬱などの精神症状によって人格が変わったように見えてしまって、社会生活を送るのが難しい人もいます。

こうした症状のせいで、「女の子は男の子より損をしている」と感じている女性が多いのではないかと柴田さんは心配しています。

柴田さん

> 月経で調子が悪ければ、その時期は勉強に集中できなかったり、スポーツ系の部活動では力を発揮できなかったりしますね。旅行などのイベントを思いっきり楽しめないかもしれません。
> 体の調子が悪くなかったとしても、受験会場などの混んだトイレの前で、生理中の女の子が出血の心配をしながら順番を待っているのを想像すると、「もっと、こういう対処法があるよ」と声をかけたくなります。

4
章

産婦人科で薬を処方してもらう

月経痛の時には、がまんせずに薬局で買った痛み止めを飲んでいいと言われますが、産婦人科では、生理の不調に対してもっと細やかに対応してくれるので「産婦人科を一度受診してほしい」と話します。

柴田さん

> 月経痛に対しては、私たちは以前から低用量ピルを勧めてきました。現時点で月経痛治療のピルは黄体ホルモンの違い、エストロゲン量の違い（低用量・超低用量）、実薬（ホルモンが入った薬）日数の違いの組み合わせで6通りあります。最近は新しく黄体ホルモン製剤も使えるようになって、治療の選択肢が増えました。
> ピルは日本では薬局で買えないので病院で処方してもらう必要がありますが、月経痛に対しては保険適用のある薬なので費用の負担は3割ですみます。PMSの症状もピルでやわらぎます。しかしPMSは保険適用ではないので月経痛がない患者さんには保険で処方できません。

どんな薬にも副作用がありますし、体質的に合わない人もいますから、誰もが同じ治療でいいわけではありません。

柴田さん

> 今は、いろいろないい薬がありますから、患者さんの体調を診たり相談をしたりしながら、それぞれに合ったものを処方します。
> たとえば、目の前がチカチカするなどの前兆のある片頭痛の人はピルを内服できません。成長期でまだ身長が伸びている時期はピルの骨に対する影響を考えなければいけません。でも、黄体ホルモン製剤や漢方薬などほかの選択肢がありますから、自分の体に合った治療を一緒に見つけていきましょう。

薬で月経時期を移動させられる

ピルを使えば、月経痛やPMSの症状^{しょうじょう}の改善だけでなく、月経をずらすこともできます。受験や修学旅行など大事なイベントにぶつからないようにしたい場合は、産婦人科の先生に相談してみましょう。

柴田さん

> 月経をずらしたり、回数を減らすことだけを目的にピルを使うのは、保険適用ではありません。でも私は、これもピルの非常に大事な使い方だと思っています。実際、受験や修学旅行に月経がぶつからないようにと、来院する方はいます。
>
> 月経痛で保険のピルを内服している場合は、そのまま月経移動に使うこともできます。ただし、添付^{てんぷ}文書の用法とは異なるので注意が必要です。ピルを休むと月経のように出血するので、ピルによって出血の時期^{ちが}が違います。出血は4週間に一度あるけれど月経を軽くできるもの、月経周期を延長して3カ月に一度に月経回数を減らせるもの、休薬時期を出血に合わせてフレキシブルに変えながら最長120日まで周期を延長できるものがあります。休薬する時期を変えれば出血日を変えることができます。
>
> 大事なイベントと重ならないように、「ここで出血させておいたら楽ね」などと、患者^{かんじゃ}さんと相談しながら、月経をコントロールできるのです。

自然に来る月経をずらしたり、回数を減らしたりしていいのでしょうか……日々の診療^{しんさつ}の中でこうした患者^{かんじゃ}さんの疑問に答えています。

柴田さん

> 自然に来ているものを薬で調節することに抵抗^{ていこう}を感じるのは、当然のことかもしれませんね。特に、年齢^{ねんれい}が高い人ほど抵抗^{ていこう}を感じるようで、娘さんと一緒^{いっしょ}に来院されるお母さんたちから「薬を使うのはちょっと」といった反応が返ってくることがあります。自分がピルを使った経験がないのですから仕方ないかもしれません……。

4章

こうした気持ちを変えることは簡単ではありません。そこで柴田さんは「ピルがどんな働きの薬なのか」、「使うことでどういったメリットがあるか」をていねいに説明することにしています。

柴田さん

ピルは、女性ホルモンを投与することで、排卵を起こらないようにする薬です。このこと自体は、体を妊娠に近い状態にしています。
排卵は一種の炎症反応と考えられています。排卵が起こらないので、卵巣に炎症が起こらないですし、子宮内膜も厚くなりません。こうして卵巣や子宮を休ませてあげるのです。
最近は、女性が生涯に経験する月経の回数が増えていますから、こうして月経を休ませてあげることは、むしろ体にはいいことだと思っています（69ページ参照）。

医師の下でピルなどを正しく使って、月経をコントロールするのはいいですが、そうではないのに月経が止まったら要注意です。

柴田さん

ある程度の年齢になっても初経が来なかったら、何か病気が隠れていないか調べなくてはなりません。また最近はダイエットや摂食障害で体重が減って、月経が来なくなっている人もいます。
これは問題ですから放っておいてはいけません。産婦人科に来てください。

女の子が自信をもてるように

月経の治療は、単に症状を改善するということではなく、その人の生活や人生に大きくかかわることなのだと、柴田さんは考えています。

柴田さん

> 表に現れる症状の下には、いろんな問題が隠れています。
> たとえば、生活の質や睡眠の質が下がったりしています。その結果、活動性が落ちて、学生さんだったら成績の伸び悩みにつながるかもしれません。
> PMS のイライラが家族とのトラブルを引き起こすこともあります。だから、まずは目に見える症状の治療が大事なのです。

そして最後に、若い人たちに伝えたいことを聞きました。

柴田さん

> 男の子にも「女の子は大変なんだよ」とわかってもらいたいです。将来、彼女ができたり結婚したり、また同僚に女性がいたり……そういう時に知っておいて損はないと思うからです。
> そして女の子には、「何もあきらめなくていいんだ」と伝えたいのです。ピルなどを使って月経をコントロールできるようになった患者さんが、自信をもてるようになっていくのを何度も目にしてきました。月経に振り回されることなく、いつでも最高の状態で物事に臨めるようになると、それは自己肯定感につながるようです。

4章

産婦人科ってどんなところ？

⟐⟐⟐⟐ 不安や不調があれば行ってみて話してみよう

女性の健康をトータルに診る

　産婦人科といえば、「赤ちゃんを産む時にお世話になるところ」といったイメージが強いでしょう。でも、トーク⑦の柴田さんは、「不調を感じた時にいつでも気軽に相談できる、かかりつけの産婦人科を身近に見つけてはどうでしょうか？」とすべての女性に勧めます。産婦人科とはどのようなところなのでしょうか。

　産婦人科は長い間、三つの柱を大切にしてきました。妊娠や出産（周産期医学）、不妊（生殖内分泌学）、婦人科がん（婦人科腫瘍学）に関する診療や治療です。

　そこに2014年に四つ目の柱として「女性医学」が加わりました。女性医学とは、女性に特有な病気を予防の観点から取り扱おうとする分野です。つまり、産婦人科は、女性の一生におけるトータルヘルスケアをめざしていこうとしているのです。

図表　女性医学は産婦人科学の土台ともいえる領域

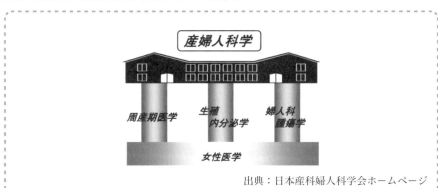

出典：日本産科婦人科学会ホームページ

78

女性医学で重視される「月経」

　女性医学は、その人の今の状態だけを診て治療するわけではありません。現在の状態は、過去の状態の影響を受けているからです。そして現在の状態は、未来の状態へとつながっていきます。思春期は、二次性徴によって初経を迎えるなど体に大きな変化が起こって、女性としてのヘルスケアニーズが高まる時期です。この頃にどう過ごしたかは、将来の健康を大きく左右します。月経は女性の健康への影響が大きいので、女性医学のなかでは大きな位置を占めているのです。

自分の不調をじっくり聞いてくれる医師

　現在では多くの産婦人科が、患者さんの心と体、さらに過去から未来へ続く一生の健康に向き合うようになりました。患者さんの背景を知るために「話す」ことが大切にされています。

　以前から患者さんとのコミュニケーションをとても大事にしている医師もいましたが、昔からそうできたわけではありません。

　柴田さんは学生時代、患者さんと向き合う医療の大切さを感じ、学ぼうとしましたが、まわりにはそうしたことを学ぶ講義や教科書がありませんでした。医師になってからも、カウンセリングを学んでも患者さんとじっくり向き合う時間がなかなかとれなかったそうです。

　2000年代の初め、多くの病院に女性専用外来が設けられました。目的は、男性とは違う女性特有の病気を診断・治療する、女性ならではの医療（性差医療）を行うことでした。女性専用外来での診察を通して、本当に必要なことは「患者さんの背景を知ること」だとわかるのです。2010年頃になると、医療における医師と患者のコミュニケーションの大切さが広く認められ、柴田さんがやりたいと感じていた医療が産婦人科でできるようになりました。

　今では産婦人科医が、患者さんがより元気で豊かな人生を送れるように、日々お手伝いをしています。

4章

産婦人科医からみなさんへ

　柴田さんは読者のみなさんへ知っておいてほしいことがあると話してくれました。それは、妊娠・出産には適齢期があるということ。

「多様な生き方や価値観が認められつつありますが、将来は子どもが欲しいなと思っている人は多いことでしょう。結婚はいつでもできますが、妊娠・出産には適した年齢があることを覚えておいてください。生理があっても40歳を過ぎると妊娠しにくいこと、流産や妊娠・分娩リスクが高まること。そして赤ちゃんの染色体異常も増えるのです。20代、30代は目いっぱい働きたいと思っている人もいるかもしれません。その時期に子どもが欲しいかどうかも、一度立ち止まって考えてみてください」

HPV ワクチンの接種

　ヒトパピローマウイルス（HPV）ワクチン接種について、聞いたことはありますか？　子宮頸がんの原因になるウイルスの予防接種で、小学6年生から高校1年生に当たる女の子は公費で打つことができます。HPVは子宮頸がん以外のがんの原因にもなるので、男性にも関係があります。今のところ日本では男の子は自費ですが、海外では公費で打つことができる国が多くあります。

　柴田さんは「20〜30代の若い女性の子宮頸がんが増えています。この予防接種が進んでいる国では子宮頸がんが減っていますが、日本ではなかなか予防接種が進まないことを心配しています。将来、病気にならないためにワクチン接種を考えてみてほしいのです」とも言い添えてくれました。

かかりつけ産婦人科を探そう

具合が悪くなった時、熱が出た時にドラッグストアで薬を買って自分で治そうとするのはもちろんいいことですが、かかりつけの医院を見つけておくこともいち押しです。小さな頃に通ったことのある医院や、気になる医院があれば一度かかってみてはどうでしょう。

なかでも、かかりつけの産婦人科をもつ意味を、柴田さんはこう話します。「ヘルスリテラシーと言って、自分で健康のために必要な正しい情報を手に入れて、理解して活用することが大事です。時には、知識があっても個々の悩みを解決できないこともあります。そんな時、産婦人科を頼ってほしいのです」。

頼れる産婦人科の医師と、どうしたら出会うことができるでしょうか。78ページのように産婦人科には四つの柱があります。けれど、すべての産婦人科で四つの診療すべてが行われているわけではありません。普段の体調や生涯にわたる健康を相談する「かかりつけの産婦人科」としては、規模のあまり大きくないクリニックのようなところがいいでしょう。不妊治療や婦人がんの手術を行っているような大きな病院でも診察はしてもらえますが、いろいろ相談に乗ってもらうかかりつけ医としては身近でじっくりと向き合ってくれる医師を見つけるのがお勧めです。

また、「女性ヘルスケア専門医」の認定を受けている医師のいるところに行くのもいいでしょう。日本女性医学学会が、「あらゆる世代の女性の心身にまつわる病態を診断・治療できる上に、その人の将来の健康を考えた予防的な処置をする知識や技能がある」と認めた先生たちです。

自分のヘルスリテラシーを高めながら、産婦人科の医師の力も借りる。長い人生を健康に楽しく過ごすために、ぜひみなさん心にとめておいてください。

4章

基礎体温を知っておこう！

⊞ 生理の周期など、体のリズムがわかる

基礎体温と普段の体温の違いは？

　この本でも何度か登場する「基礎体温」。普段の体温との違いはあるのでしょうか。

　普段、食べたり動いたり、うれしいことがあったりして「体温が上がったな」と感じることがあるでしょう。体温は体調や気分によって変化していますが、基礎体温は少し違います。基礎体温とは、4時間くらいじっとして何もしていない時に測った体温で、正確な平熱のことです。

　生理は、卵胞ホルモン（エストロゲン）と黄体ホルモン（プロゲステロン）の働きによって起こります。この二つの女性ホルモンの分泌量は、28日の周期で多くなったり少なくなったりしていきます。この変化に合わせて、子宮内膜は厚く、ふかふかになります。子宮内膜が赤ちゃんのベッドと言われることからもわかるように、妊娠の準備をしているのです。けれど、妊娠が起こらないと、二つのホルモンが分泌されなくなり、いらなくなった子宮内膜を体の外に出すために生理

図表　生理の周期と基礎体温の変化

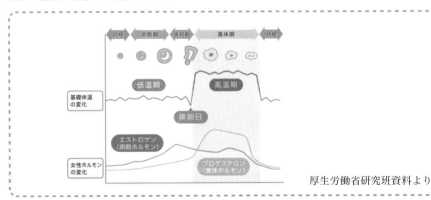

厚生労働省研究班資料より

が起こります。この女性ホルモンの変化を知ることができれば、いつ排卵が起こったのかや、いつ生理が始まるのかがわかります。

　女性ホルモンの変化は基礎体温の動きによってわかるのです。黄体ホルモンが分泌されると基礎体温は上がり、分泌されなくなると下がります。

　基礎体温でわかるのは、生理の周期ばかりではありません。二つの女性ホルモンには、実はいろいろな役割があります。生理の始まる前にイライラしたり眠くなったり……そんなことが起きるのも、「ホルモンの仕業だったのね」と納得できます。また、骨密度を保つとあるように、生理が順調に来ないと骨折などのけがにつながることもあるのです。

基礎体温を測ってみよう！

　では、実際に基礎体温を測ってみましょう。4時間もぼーっとしていられませんから、朝目が覚めたらベッドの上で測ります。

　用意するものは、婦人体温計。ふつうの体温計と同じようにドラッグストアなどで購入できます。

　基礎体温の変化は0.3〜0.6℃ほどで、婦人体温計では小数点以下2桁まで測定できるメモリの細かいつくりになっています。だいたい検温には5分ほどかかりますが、最初の60秒で5分後の平衡温を予測する「予測式婦人体温計」もあります

4章

図表　女性ホルモンの特徴

女性らしさをつくるホルモン 卵胞ホルモン（エストロゲン）の特徴	妊娠にかかわるホルモン 黄体ホルモン（プロゲステロン）の特徴
排卵前に精子が通りやすくなるように子宮頸管の分泌液を増やす	子宮内膜や子宮筋の働きを調節する
妊娠中に乳汁が出るのを抑える	乳腺を発育させる
女性らしいカラダをつくる	体内の水分量を保つ
肌の潤いやハリを保つ（コラーゲン生成を助ける）	食欲を増進させる
血管を強くしなやかにして動脈硬化を防ぐ	基礎体温を上昇させる
骨密度を保つ	眠くなる
髪をツヤツヤにする	急激に減少するとイライラする、憂鬱になる
物忘れを予防する	
善玉コレステロールを増やし、悪玉を減らす	

「omron式美人」オムロンヘルスケア運営サイトを一部改変

から、朝忙しいという方にはお勧めです。

　記録をとるための基礎体温表も忘れずに。病院や薬局、インターネットでも手に入りますし、購入した婦人体温計の説明書と一緒についていることもあります。

　数値の記録だけでなくグラフにしてみると基礎体温の変化がわかりやすく一目瞭然です。最近は、体温のデータを記録してくれる高機能な婦人体温計もあります。

朝起きたらすぐに測定

　朝目覚めたら、体を動かさずに寝たまま検温しましょう。そのために婦人体温計は枕元に置いておきましょう。

　測るのは口の中で。婦人体温計の感温部を舌の裏側の付け根に当てて、舌で押さえて口を閉じます。外気にふれると正確な体温が測れないので、検温中は口で息をしないようにしましょう。検温には約5分かかります。耳、わきの下などは、微妙な変化を測定する基礎体温測定には向いていません。

　測定した体温は基礎体温表に記録します。この時にその日の体調のほか、夜更かしや肌荒れなど気になることも書いておきましょう。どんなことが体温に影響するかわかるようになります。

　毎朝同じ時間に検温するのが理想ですが、時々測り忘れることがあっても続けましょう。また、起床時間がまちまちでも、起床後すぐに測るようにしましょう。

自分の記録を見てみよう

　1カ月くらい測ったら、自分の基礎体温の変化をふり返ってみましょう。生理の始まった日、そこから数日して下がらなくても低温から高温に変わる数日のどこかで排卵しています。ですから基礎体温表だけで排卵日を特定するのは難しいことがあります。基礎体温表で大事なのは、高温相があることとその日数といえます。排卵日を境にそのあと体温が上がっていく高温期、そのあとまた体温が下

がっていく低温期といった具合に2相のグラフが描けているでしょうか。

　排卵のある女性の基礎体温は、一般的に、月経が始まった日から排卵日までは低温期が続いて、排卵日を境にプロゲステロン（黄体ホルモン）が分泌されるようになると体温は0.3℃〜0.6℃上昇し高温期になります。

　女性ホルモンによって体の状態は大きく変わりますから、基礎体温によってわかるのは「自分の命のリズム」とも言えます。きちんと知ることで、自分の体を思いやってあげましょう。

図表　28 日周期の基礎体温の例

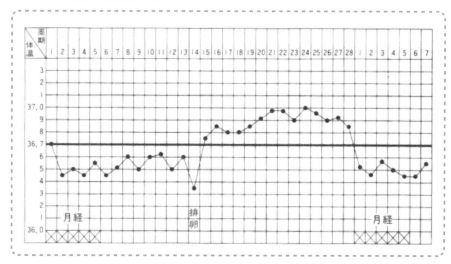

4章

誰もがいきいきと最高の
パフォーマンスを
発揮するために

話を聞いた人

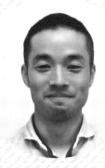

江崎グリコ
グループ人事部

柏木 浩正さん
（かしわぎ ひろまさ）

江崎グリコの健康推進グループのメンバーの一人。Glico グループ社員の健康づくり実現に向け、各種セミナーの企画や健康アプリの導入などを担当しています。

健康経営って何？

2021年9月、食品メーカーの江崎グリコは、ユニ・チャームと協働し、「みんなの生理研修」を社内で実施しました。企画したのは、経営企画部健康経営推進グループ（現在はグループ人事部健康推進グループ）です。「健康経営」とは、従業員等の健康管理を経営的な視点で考え、戦略的に実践することです。企業理念に基づき、従業員等への健康投資を行うことは、従業員の活力向上や生産性の向上等の組織の活性化をもたらし、結果的に業績向上や株価向上につながるとされており、近年、経済産業省が普及に力を入れています。

健康経営を通して
『すこやかな毎日、ゆたかな人生』を具現化

体調が良くない、気分がふさぎ込んでいる日は、仕事に集中できず、どうしても効率は下がってしまいます。社員にとってはつらい状況ですし、会社にとっても計画通りに業務が進捗しないなど損失といえる状態です。「健康経営」は、そういった健康面の不調で生じる損失を改善し、社員が心も体もいきいきと働ける職場づくりの原動力になると考えられます。

柏木さん

江崎グリコは「すこやかな毎日、ゆたかな人生」というパーパス（存在意義）を掲げており、Glico グループで働く社員自身が、心身ともに健康な日々を具現化していく必要があろうという観点からも、健康経営の推進は必然ととらえています。

従来の「健康管理」では、健康診断で病気を見つけて早期治療につなげたり、病気やけがで休職していた人の復帰復職を支援するような、マイナスの状態をできるだけ平時のゼロに近づける取り組みが一般的かと思いますが、「健康経営」では、従来の健康管理に加えて、ゼロからをプラスにし、より高次の状態に引き上げていくことが求められています。

Glicoグループでは、現在、全社員に「健康アプリ」を使って運動、栄養、休息について、健康行動を実践してもらい、健康づくりにつなげています。

柏木さん

Glico グループでは、全社員にヘルスケアアプリを提供し、健康づくりの基本となる運動、栄養、休息、三つの要素を日々 PDCA（Plan → Do → Check → Action）できる環境を用意しました。また、健康づくりにおいては、自身の状態を理解し、必要な知識を身につけ、それを実践・習慣化するというサイクルをくり返し回していくという方針を定め、周知しました。

4章

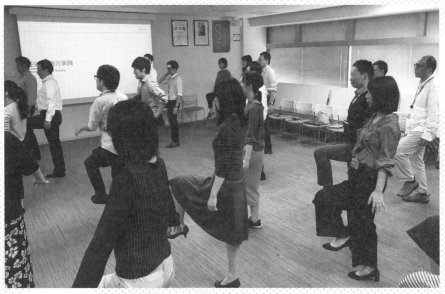

健康行動の実践のひとつ「歩き方セミナー」

「みんなの生理研修」をふり返って

組織においても基本的な考えは踏襲し、まずは組織の健康状態把握に努め、各種健康セミナーで必要な知識やノウハウを提供し、実践・習慣化を促すイベントを定期的に開催しています。

柏木さん

生産性の観点から従業員のプレゼンティーイズム（何らかの疾病や症状を抱えながら出勤し、業務遂行能力や生産性が低下している状態）を把握するためのサーベイ（調査）を定期的に実施しています。そのサーベイ結果で20代から30代の女性社員の多くが生理痛やメンタル面の不調を抱えていることがわかり、少しでもそれらを軽減できればという思いで研修を企画しました。

2021年9月、ユニ・チャームと協働で「みんなの生理研修」をはじめて実施しました。参加者は女性26人、男性14人の計40人。男性のうち2人は部下を有するマネージャーで、両名とも女性の多い部署であることから、女性特有の健康問題に対する理解を深める必要性を日頃から感じていたそうです。

柏木さん

男性の視点になってしまいますが、率直に言うと、私は「女性の健康問題」を知ることに気恥ずかしさを感じており、男女で意見交換することについては気後れしていました。しかし、セミナーで正しい知識を得て、ワークショップで女性の参加者と直接話してみると、「生理について対話する・相互理解を深めることに対する心理的なハードル」はグッと下がりました。

4章

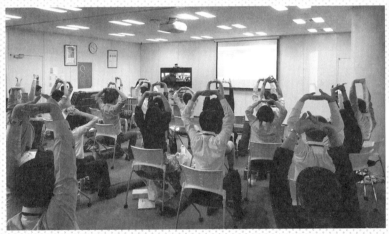
睡眠の質を高めるセミナーも好評。社内で健康づくりを継続して習慣化しています

参加していた多くの女性から「もっと知ってほしい」「もっと気軽に話せる環境が必要」というコメントも多くいただき、結果的には、男性と女性が一緒に研修することで、より理解を深める場になりました。

柏木さん

上司からすると、生理のことを正しく理解できていないと、「休みたい」と言われた時に「どうして休むの？」といった反応を無意識のうちにしてしまっていたかもしれません。それがなくなると、おたがいがストレスを感じなくなり、職場の心理的な安全性が高まり、コミュニケーションがより活性化されると思います。

実際に、セミナー後には会議時間の見直しを行った部署や、女性が体調不良を訴えた際に、快く休みを取るよう勧められたという報告も受けています。

柏木さん

生理や女性特有の健康問題を理解することは、最近重視されるダイバーシティ（多様性）＆インクルージョン（受容）の一環であり、組織として常に多様な視点を意識し、受け容れることはよりよいアイデアを創出する上でも非常に重要と考えます。

これからの取り組み

今後も、生理研修に限らず、健康問題に対する啓発や研修を定期的に実施していきます。

柏木さん

Glicoグループには、デスクワーク中心の社員もいれば、営業車で長時間運転するセールスや工場で交替勤務する仲間もいます。就労環境や働き方が異なると、生じる健康課題も異なります。これからは一人ひとりの健康課題により寄り添った活動を展開していきたいと考えています。

健康推進グループの想いは、すべての社員に自分の健康の大事さに気付いてもらうことです。そして健康経営を担当し、社員の健康について考えるようになって、柏木さんはこんなふうに感じるようになったと言います。

柏木さん

> 自分自身のあたりまえが、すべての人にとってあたりまえではありません。年を重ねると過去の成功体験やこれまでに得た知識がバイアスになります。そうならないためには、若い頃からいろいろなことに興味関心をもって、自分自身のあたりまえや常識を疑ってみることが大切です。
> たとえば、今回の「みんなの生理研修」がそうでした。何となく語られてこなかったけれど、学んでみると、それをあたりまえにしてはいけなかったと気付きました。健康に関してもぜひ視野を広げていきたいと思います。

Glicoグループは、こうした取り組みが評価され、経済産業省が特に優良な健康経営を実践している法人を顕彰する「健康経営優良法人」に認定されました。

4章

グリコひとつぶ300メートル!?

牡蠣の煮汁に含まれる栄養成分「グリコーゲン」に着目して100年前に創立した江崎グリコ。栄養菓子「グリコ」のパッケージにある有名なフレーズは、ひと粒で約300メートル走れるカロリーを含むという意味で、当初から「栄養」を大事にしてきたことがわかります。生理で体力を消耗しやすい体にとっては、よりバランスのとれた食事で栄養を摂ることが求められます。栄養、適度な運動、休息の三つのポイントで健康な体をつくりましょう。

生理中の負担を少しでも軽くしたい！

女性の助けになりたくて 生理用品開発を仕事に

話を聞いた人

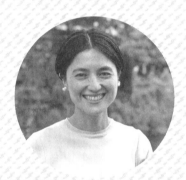

ユニ・チャーム
ジャパンマーケティング本部
フェミニンケアブランドマネジメント部

長井 千香子さん
（ながい　ちかこ）

ユニ・チャームで 10 年以上生理用品開発にたずさわる長井さん。みずからの初経体験が、この仕事に就くきっかけでした。「すべての人が自分に合った生理ケアを見つけられる」ことを願っています。

生理の悩みって？

生理中の悩みには、様々なケア用品があります。ユニ・チャームでは、生理の負担が少しでも楽になる製品づくりをという思いから、不織布や吸収体を加工・成形する技術を活かして、幅広い世代に向けた商品やサービスが提供されています。生理の悩みにはほかに、経済的理由から生理ケア用品を入手できない「生理の貧困」という状況も起きています。また、災害時の避難生活で衛生用品が忘れられがちになり、おむつや生理ケア用品が不足するという事態も。女性の視点はもちろん、お年寄りや障害者、性的マイノリティー、外国人などの視点を取り入れ自治体が解決に動き出しています。

「こんなに大変なの !?」と初経に衝撃

どのくらいの人が初経のことを覚えているでしょうか。ユニ・チャームの長井千香子さんは、その時のことをこう話します。

長井さん

鮮明に覚えています。中学校 2 年生の冬に、はじめて生理になりました。まわりの友だちが次々に初経を迎える中で、私はなかなか来なくて気になっていたためよく覚えています。生理が来たことには安心しましたが、一方で「こんなにつらいことだったんだ」と衝撃を受けました。ナプキンがべたべた当たる感じが気持ち悪く、血が服に着いたりしていないかと人目が気になるなど、頭の中が生理でいっぱいになりました。
そのような中、阪神・淡路大震災が発生し、テレビで避難所の人たちの様子を見ました。「こんな中で毎月生理のある女性たちはどうしているのだろう……」と思いやらずにはいられませんでした。

それからおよそ10年の歳月が経過して就職を考えるようになった時、長井さんはこの初経の体験を思い出して、「生理に限らなくていいけれど、何か女性の助けになる仕事に就きたい」と思ったと言います。そして、日本における生理用品のトップメーカーであるユニ・チャームで、生理の環境を改善する製品やサービスをマーケティングする仕事に就きました。

自分に合った生理用品を見つけてほしい

長井さん

生理用品のマーケティングを仕事にしていなければ、生理について気軽に語ることもなかったと思います。仕事柄、多くの方から生理にまつわる話を聞いてきました。そして、年齢別に、どのような場面で、どのような生理のトラブルをかかえているかを知るにつれて、「生理で悩んでいる人は本当に多い」と思うようになりました。また、このような体験談からは、経血の多い日にナプキンを 2 枚つなげて使うなど、自己流で問題を解決している人も多いこともわかりました。

4章

働いたり、子育てしたり……日常はいろいろやることがあって大変ですよね。

長井さん

> そうですね。よって、生理のストレスくらいは軽減できたらいいなと思います。そのための生理用品が、気づいたら目の前にあったり、友だちやお母さんから気軽に教えてもらえたり、そんな世の中になればいいなと思います。このような思いを抱きながら、「生理の負担が少しでも楽になる製品づくり」を進めてきました。私が就職した15年ほど前には、「夜用」などと呼ばれる大きなナプキンでさえありませんでした。しかし今では、ナプキンの長さは30cm、33cm、36 cm……のように3cm刻みであります。さらに、持ち歩きに便利な薄手のスリムナプキンや、ショーツのようなはくタイプのものまであり、生理用品の選択肢はとても増えました。

状況は、現在までの間にかなり変わってきたと長井さんは話します。さらに、月経は12歳頃に始まって、閉経する50歳くらいまで毎月続きます。

長井さん

> みなさんにはその時の自分の体質や生活スタイルに合ったものを見つけて、快適に過ごしてもらいたいです（98ページ参照）。

生理ケアの種類

膣外吸収

ナプキン

ショーツ型ナプキン

膣口吸収

シンクロフィット

膣内吸収

タンポン

カップ

#NoBagForMe「みんなの生理研修」で使用している多様な生理ケアについての説明資料

生理へのタブー視をなくしていく活動

長井さんたちが生理の環境（かんきょう）を改善するために行っているのは、新しい生理用品の開発だけではありません。

長井さん

たとえば、2019年にユニ・チャームの生理用品ブランド「ソフィ」は、生理に対する価値観に変化を起こすべく、「#No Bag For Me」プロジェクトを始めました。

まず始めに「生理用品を買う時に、それを隠（かく）すための紙袋（かみぶくろ）を『いらない』と断る選択肢ももてるように」と、生理用品ぽくないパッケージを開発しました。

本来、生理は恥（は）ずかしいことでも隠（かく）すことでもないはずですが、生理用品を買ったことを知られてはいけないと感じるほど、社会には「生理について話してはいけない」「生理くらいでつらいと言ってはいけない」といった雰囲気（ふんいき）があります。

そのため、「女性には生理をはじめとした体の不調を周囲に打ち明けることができない人が多いです。

生理について気兼ねなく話せて、女性が自分らしく輝（かがや）き続けられる社会を実現しようと始まったのが、「#No Bag For Me」プロジェクトです。さらに2020年6月には、生理にまつわる知識向上と相互理解（そうご）を促進（そくしん）するため「生理について学ぶプログラム『みんなの生理研修』」（86ページのトーク⑧参照）をはじめました。このプログラムでは、希望する企業（きぎょう）や団体の方々で研修を行います。「社員の健康維持（いじ）のために生理の知識を高めたい」と考える企業（きぎょう）や団体の方々が増える中でとても好評です。

4
章

生理を語る雰囲気は、SNSから生まれた

最近、「生理を取り巻く環境を変えよう」という社会的な動きが起きているのには、SNSの影響が大きいと感じています。

長井さん

> 生まれた時からSNSがあたりまえにある「SNS世代」と呼ばれる人たちは、SNSの中では個人的なことを、とてもオープンに語っています。そのなかには、生理の話題もあります。
> ある時、タンポンの開発担当者から、「SNSの口コミをきっかけにタンポンを使う人が増えている」と聞きました。

タンポンは腟に挿入して経血を止めるタイプの生理用品です。体の中に入れることに抵抗を感じる人が多く、ナプキンのような生理ケア用品と比べると使っている人は少ない印象です。

長井さん

> ところがSNSの「使ってみたら難しくなかったし快適だった」などの投稿を見た人たちが実際に使用されていました。生理について悩みがある人は、実際に生理用品を使用した人や、自分と同じ悩みをもつ人からの情報がほしい、ということに気付きました。同時に、そのような情報がないことが、生理が社会的にタブー視されていることなのだということにも気付きました。このタブー視に疑問を抱き、始めたものが「#No Bag For Me」プロジェクトでした。
> さらに「みんなの生理研修」は、SNSの「まわりの人にわかってもらえずに困った」という投稿が多かったことをきっかけに、周囲の人に生理を理解してもらおうと始まった取り組みです。これからは「仕事中に、生理でトイレに何度も行くことを『サボっている』と勘違いされる」などの悩みもなくなってほしいです。

生理は恥ずかしいものではないとわかってほしい

長井さん

中高生の頃に、「生理だということを先生や男子に知られたくない」や「恥ずかしい」という気持ちになるのはとても自然なことです。

しかし本来、生理は恥ずかしいものではないということは、理解いただきたいです。また、生理は個人差が大きいため、ほかの人が「生理をつらい」と言わないので私も言ってはいけないと思わないでください。

様々な生理ケアを試して、ぜひ自分に合ったものを見つけてください。「生理ってこんなものなんだ」と、つらいことに慣れてしまったりあきらめてしまったりしないでほしいです。

おむつ、そしてナプキン

人は生まれた時におむつにお世話になり、女性は初経が始まると生理用ナプキンにもお世話になります。やがて高齢になっていくと、介護用おむつを使う未来もあります。そう考えると、おむつやナプキンによって、一生が快適なものになるかどうかが決まるといっても過言ではないかもしれません。人によって、自分に合った肌触りやサイズ、吸水性はそれぞれ。使う人のニーズに合ったものを選びたいですね。

様々な生理用品

▷▷▷ 自分に合ったものを見つけよう

選択肢はたくさん！

　最近は、フェムテックといわれる、女性が抱える健康の課題をテクノロジーで解決できる商品（製品）やサービスが注目されていて、生理用品の選択肢は増えています。ここでは、いくつかの例を紹介しますので、ぜひ自分に合ったものを探してみてください。

はじめてはナプキン。ショーツ型もある

　ナプキンは、もっとも一般的な生理用品です。今では、非常に多くのサイズがあります。経血の多さに合わせて使い分けますが、大きなサイズのものは夜寝る時などの長時間使用にも安心です。肌がかぶれにくいナプキンとして、最近では、オーガニックコットンを素材としたものもあります。

　ナプキンとショーツが一体化しているショーツ型ナプキンもあります。ナプキンをショーツにつける必要がないので、ずれる心配がありません。夜、寝返りをうっても安心です。

シンクロフィットやタンポン

　股に挟むタイプの生理用品で、ナプキンと一緒に使うことで漏れの心配がなくなるシンクロフィットという製品もあります。月経時のお風呂上がりに、経血が垂れないように股に挟んで使っている人もいます。トイレに流せるので、外出の際にはゴミの持ち帰りの必要がありません。

　タンポンは腟に挿入して経血を止めるタイプの生理用品です。水泳をはじめと

したスポーツをする時に特にお勧めです。オーガニック素材のものもあります。デリケートゾーン用ウエットシートを使うと経血で汚れて気持ち悪い時でも、さっぱりふき取れます。

布ナプキンとサニタリーショーツ

　布ナプキンは洗濯して何度も使えるため愛用している人たちがいます。

　サニタリーショーツは月経時にナプキンをつけてはく専用のショーツです。ナプキンの羽根をしまえる構造になっていたり、汚れが落ちやすい素材でできていたり工夫がされています。

吸水型ボクサーパンツなども

　自分がほしい生理用品を開発する動きも広がっています。サッカー選手が開発したものに、パンツ自体に吸水機能があってナプキンをはらないので、ずれる心配がない吸水型ボクサーパンツがあります。黒のデザインが格好いいと話題です。花柄やピンクを好まない人たちにも好評です。

　ほかにもパッケージがふんわり香って、生理の時の匂いや気分を改善してくれる製品などもあります。

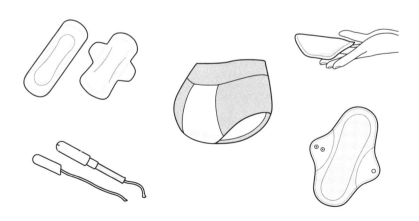

製薬会社主催の「かがやきスクール」
女性の健康に生理の知識は重要

> 話を聞いた人

バイエルホールディングス
広報本部
木戸口 結子さん
（き ど ぐち ゆう こ）

「かがやきスクール」の発起人。2014年の立ち上げから現在まで、「若い人たちに『包括的な女性の健康教育』を提供したい」という思いで活動している。

バイエル薬品
マーケットアクセス本部
青柳 直美さん
（あお やぎ なお み）

木戸口さんの後任として、「かがやきスクール」の主担当に。以前は医薬品の営業職であるMRとして病院を訪問。女性のヘルスリテラシーの必要性を痛感し、「かがやきスクール」にかかわりたいと希望。

プラスエム
かがやきスクール事務局
長岡 稔さん
（なが おか みのる）

企業と学校をつないでさまざまな活動を企画・運営。木戸口さんとともに「かがやきスクール」の立ち上げにかかわった。

プラスエム
かがやきスクール事務局
渡部 拓也さん
（わた な べ たく や）

長岡さんとともに「かがやきスクール」の運営に当たる。学校を直接訪れることもあり、この活動が浸透してきているのを感じている。

> 「かがやきスクール」プロジェクト

女性の健康教育推進プロジェクトとして産婦人科の医師が高校に出向いて教える出張授業。2014年に、製薬会社のバイエル薬品が始めました。2021年度までにオンラインを含めて全国で延べ206校、5万8029人（女子3万5363人、男子2万2666人）の高校生が受講しています。かがやきスクールは、女性自身が望む人生設計やキャリアプランを実現するため、女性特有の病気やライフステージの変化を理解することを目的としています。授業では、生理やホルモンのこと、乳がんや子宮頸がんなどの病気、妊娠の仕組みや避妊法などを学び、「健康な体」でいることの大切さを伝えます。

女性にもっといきいき過ごしてほしい

「かがやきスクール」が2014年に発起された理由は「高校生がこれからの
ライフプランを考えていく上で、健康教育が必要だと感じたから」だそう
です。

木戸口さん

かがやきスクールでは、女性の健康教育、つまり女性特有の病気や女
性ホルモンのこと、さらに妊娠・出産のことなど女性の健康にかかわ
ることを広く包括的に学びます。人は誰もがライフステージによって
異なる健康リスクに直面しますが、その中に女性特有の健康リスクが
あることを知っておくことは、女性が自分らしく生きるために重要で
す。そして女性と一緒に仕事をしたり、生活をしたりする男性も、知っ
ておいた方がいいのです。

実際、活動前に女子高校生500人を対象に行ったアンケート結果からは、
「女性の健康に関する知識」が十分でないことがわかっています。

4章

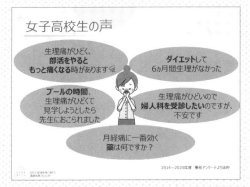

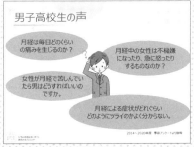

女子高校生や男子高校生のリアルな声も紹介しています

かがやきスクールホームページより（以下同）

誰もが健康でなくちゃ、活躍できない

2014年頃は、日本でも「女性に社会でもっと活躍してもらおう（女性の活躍促進）」という機運が高まっていた時期。少子高齢化が進み、社会ではこれまで以上に女性の活躍が求められています。女性にとって活躍の機会が増えること自体はうれしいことかもしれません。しかし、女性活躍のための準備は十分とはいえません。

木戸口さん

「女性にもっと活躍してほしい」からといって、管理職に占める女性の割合を増やすような「キャリア支援」や、保育園の待機児童を減らすような「育児支援」だけでいいのだろうかと疑問を感じました。女性自身が自分の体のことを知ることはもちろんですし、社会が女性の健康に配慮するようにならなくては活躍できませんよね。

「かがやきスクール」の運営を行うプラスエムの長岡さんは立ち上げに際して木戸口さんからその思いを聞いた時のことを話します。

長岡さん

女性の社会進出が求められていることは知っていたので、「かがやきスクール」は今やらなくてはならないことだと強く感じました。またその内容が、性感染症や避妊について教える従来の性教育とは違うことに、「斬新だな」とも思いました。

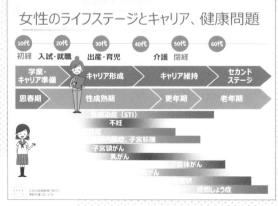

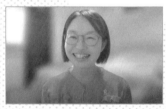

ライフステージごとの健康問題も産婦人科医と一緒にわかりやすく知っていけます（オンライン講座画面は宋美玄医師）

しだいに、その意義が浸透

しかし、この斬新な取り組みは、すぐに世の中に受け入れられたわけではありませんでした。

長岡さん

日本には高校が5500校ほどあります。「かがやきスクール」への参加を呼びかけましたが、授業時間がなかなか取れないという学校が非常に多かったのです。

木戸口さん

時間をとっていただけても、「性感染症や避妊といった従来の性教育をしてほしい」と希望される学校も多くて……学校のニーズに合わせた授業を提供したいと思う一方で、なかなか私たちが考える、女性の健康教育を広く包括的に、という点は理解していただくのは難しいなと感じていました。

それが今では、開催希望高校は年間100校を超えます。共学の高校で実施される際には、女子生徒だけでなく男子生徒も一緒に参加するケースが増えています。

木戸口さん

男子生徒から「すごくためになった」「女性に優しくしようと思った」といった感想をもらった時にはとてもうれしくて、世の中が少しずつ変わってきているのを感じました。

渡部さん

男の先生からも、この授業を受けてよかったとか、知らないことが多かったという声が聞かれます。帰ったら妻に話したいと言ってくれる人までいて。私も活動にかかわる男性の一人として「やってよかった」という気持ちになります。

4章

授業の効果は学校内を越えて

現在、活動は木戸口さんから後任の青柳さんへと引き継がれました。

青柳さん

以前、医薬品の営業職である MR として産婦人科の先生を訪問していましたが、「女性が自分の体のことを考えながら、ライフプランを立てられるようにならなくてはいけない。そのために、中高校生のうちからヘルスリテラシーを身につける機会が大切」というご意見を多々伺うことがあり、かがやきスクールの活動意義を強く感じていました。

ヘルスリテラシーとは、「自分に合った健康情報を探して、理解し評価した上で、使える力」のことです。

青柳さん

たとえば、多くの女性がかかえる生理痛は「月経困難症」という疾患の可能性があり、治療をすることで症状の改善が期待できます。このような知識を知っている人と知らない人とでは、日々のパフォーマンスに大きな差が生まれ、生活の質にも影響を与えます。婦人科疾患は女性に身近であるからこそ、ヘルスリテラシーを高めることが必要です。

木戸口さん

治療の選択肢があることや、産婦人科にかかるという手段があることは、授業できちんと伝えるようにしています。世の中に薬や治療があったとしても、そこにたどり着けるかは知識があるかどうかによるところが大きいのです。特に婦人科領域ではその傾向が大きい。たとえば、生理のトラブルがあった場合、それが病気でなかったとしても、調子が悪いのだから「産婦人科に相談してみよう」とみずから行動を起こすことが、生活の質の向上につながるからです。また、身近なことであるため自己判断しがちな点が問題で、専門家に正しい知識を教えてもらう場を設けることが非常に重要です。その一方で、家でも話せる雰囲気や、病院に気軽に行ける環境をつくってほしいので、保護者にも参加してもらいたいと思っています。

かがやきスクールの教育は必須知識

「かがやきスクール」の必要性は認められましたが、実施できるのは年間20校が限界です。運営側は、「高校の先生方に教えられるようになってもらう」ことを考えています。そのために教員を対象にセミナーを開催したり、授業用のスライドや動画を公開したりしています。

青柳さん

かがやきスクールにご賛同いただく先生は多く、今では全国各地に講師をご担当くださる先生がいらっしゃいます。将来的には学校が独自に健康教育を実施していくことがかがやきスクールのビジョンですので、地域の産婦人科の先生と連携を取るなど、学校が自発的に健康教育を行っていくことが理想です。

木戸口さん

私はもっと欲張りたくて……ゆくゆくは全国の高校で必須になればいいと思っています。こういう教育が、運がいい悪いで受けられたり受けられなかったりしてはいけないと思うのです。もっと大きな動きにしていかなくてはいけないと考えています。

4章

健康に欠かせない要素のひとつ、ホルモンって知ってる？

ホルモンは体のいろいろな働きを調整する重要な物質です。100種類以上が知られていますが、性別によって多く分泌されるものも。男性であれば精巣（睾丸）から分泌されるアンドロゲン（主にテストステロン）、女性であれば卵巣から分泌されるエストロゲンとプロゲステロン。性ホルモンは丈夫な骨をつくり、髪や肌のうるおいを保ちます。エストロゲンの働きが悪くなったり減少すると更年期障害が起きることも。男女ともに重要な働きをしています。

生理をめぐる歴史

生理は不浄のものと誤解されていた

「月経小屋」があった日本

　生理や生理用品をめぐってどのような歴史やドラマがあるのでしょうか。日本の生理をめぐる歴史を少しひもといてみましょう。

　田中ひかるさんは、歴史や社会学を学んで、今は女性に関するテーマを中心に執筆・講演活動を行っています。その著書『生理用品の社会史』(角川ソフィア文庫)には、「日本における生理」についてくわしく書かれています。

　その昔、日本では生理が「穢れ」として扱われていた時代がありました。いつ頃、日本で生理が不浄のものとされるようになったのかについては、いくつか説があるそうです。死のイメージにつながる「血」を忌み嫌うようになったのは、ごく自然のことだったのでしょう。そして、それが政治や生活の中で利用されるようになっていくのです。

　生理を忌み嫌う習慣はいろいろありますが、その代表としては「月経小屋」があげられます。生理中の女性たちは、いつもとは違う小屋で過ごしました。この場所が衛生的でなかったことが多く、体調を崩す女性がいたことが問題でした。また、ここにいることで「体を休ませられた」という証言がある一方で、実際には裁縫など可能な労働を「いつも以上に強いられていた」という話もあるのです。

　血の穢れの観念は1872(明治5)年に、明治政府の発布した法令によって廃止されますが、生理を忌み嫌う習慣が解消されるまでには時間がかかり、戦後も根強く残っている地域があったそうです。

手づくりの月経処置用品から既製品へ

人類がいつ頃から経血を処置するようになったのかは不明ですが、衣服をまとう生活になって経血がつかないようにするためなのか、あるいは経血が感染症の原因になることを経験的に知って、それを防ぐためだったからなのではないか、と田中ひかるさんは書いています。

その最初の頃から、女性は今のようにナプキンのように当てたり、タンポンのように詰めたりして経血を処置していたようです。既製品の生理用品がなかったので、もちろんお手製でした。

最初は植物の葉や繊維が使われていました。縄文時代の遺跡からは麻が見つかっていますから、この頃には麻布が使われていたのでしょう。平安時代には「月帯」と呼ばれる細長い布を使ったり、貴族は絹を袋状に縫い合わせて真綿を入れたものをナプキンのように使っていたと伝わっています。

江戸時代になると布に加えて、生産量の増えた紙も使われるようになりました。この頃には、紙や綿を腟に詰めるか当てるかして、その上から木綿製の丁字帯で押さえていたそうです。丁字帯は、ふんどしのようなもので「月帯」が使いやすくなったものです。

明治時代から大正時代には、女性に対する衛生教育を目的に、婦人雑誌での経血処置についての記事が増えます。国の繁栄には女性に丈夫な子を産んでもらう必要があったからです。なかには、体によくないという理由から生理中の自転車やダンス、コーヒーを禁止する記事もあって、「基本的にはいつも通りの生活を続けてよく、生理中でもスポーツをしていい」とされる現在とはずいぶん違います。

ただ、こうして体が気遣われたのは婦人雑誌を読むような上流階級の女性たちであって、一般女性の生理をめぐる環境は相変わらず悪かったようです。

一般的には、今で言うところのタンポンのように、紙や綿を腟に入れていました。しかし、婦人雑誌では多くの医師が、「月経処置用品は清潔でなければなら

4章

ないから、紙や綿を膣に入れるのはよくない」としていました。実際に、膣内に入れた紙や綿が取れなくなったり、腹痛が起こったりして病院に駆け込む女性が後を絶たなかったようです。現在、膣に入れるタンポンは、非常に厳しい衛生管理の下で製造されています。

　1901年には、西洋で使われている月経帯が日本に紹介されます。外陰部に当たる部分にゴムのついた、ふんどしといったところです。綿の入ったガーゼを当て、月経帯をしていれば漏れる心配がないというのです。現在の生理用ショーツとナプキンの組み合わせとほとんど一緒のようにも思えます。

　こうして既製品も徐々に登場しますが、誰もが生理用品を購入する時代はもう少し先のことです。

いつの時代も母から子へ

　今以上に、生理について語られることのない時代。月経処置の仕方は、どうやって伝わっていたのでしょうか。『生理用品の社会史』には、興味深いことに、1900年代の初め（明治時代）に生まれた3人の女性の証言が掲載されています。

　聞き取り時に80代になっていた大阪生まれの女性と、70代になっていた仙台の女性は、初経を迎える以前に生理について母や姉、教師などと話したことはなかったそうです。しかし2人とも、「ほかの人の様子を見ていて、そのようなことがあるのは知っていた」と話します。

　大阪の女性は、誰にも言えずにチリ紙を当て横になっていたところを母親に気付いてもらい、丁字帯を縫ってもらったそうです。こうして手当てを教えてもらって安心したことが語られています。奉公に出てからは、友人が脱脂綿で手製のタンポンを使っているのを知り、真似るようになったと話します。奉公先では生理だからといってゆっくりなどしていられなかった様子が伝わってきます。

　仙台の女性は「モッコふんどし」をつけていました。生理の洗濯物は不浄なもの

だからお日様に当ててはいけないと母に言われ、物置に干していました。それが気持ち悪くて、ちょっとでも日光や風に当てたいと誰にも見えない場所を探したと話しています。

　2人より少し若い60代の東京生まれの女性は、14歳になった時に母親から生理というものがあることを聞き、丁字帯を渡され同じものを何枚もつくるように言われ準備をしていたそうです。

　大事なことが母親から娘、年長女性から若い女性へと受け継がれてきたのがわかります。それは素敵なことですし、今も変わっていません。しかし変わっていく情報や知識に遅れずについて行くことは簡単ではありません。そのために学校などでの生理教育や、もっと生理について話しやすい環境が必要になっているのです。

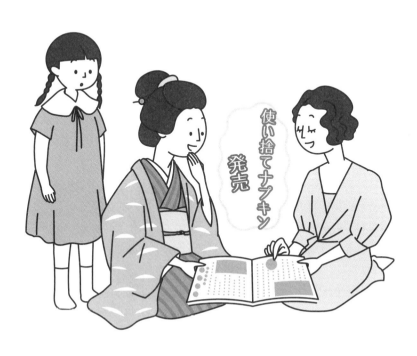

これからの生理

映画にもなったインドの話

　生理の問題は、実は国や地域、時代によって大きく変わる事柄(ことがら)のひとつです。

　2018年に公開された『パッドマン〜5億人の女性を救った男〜』は、インドにおいて、生理の問題のひとつが解決されていく様を描いた映画です。夫が妻のために生理用パッド（紙ナプキン）を開発する物語は、事実に基づいています。ただ映画の舞台(ぶたい)となった2000年代初頭には、生理用パッドはとうに開発されています。問題だったのは、価格でした。そのために妻は相変わらず「汚い布(きたな)」を当てていて、それが原因で病気になる女性もいたのです。それを知った主人公は、インドの女性たちが誰(だれ)でも使えるように、安くて衛生的な生理用パッドをつくろうと奮闘(ふんとう)します。そして安価なパッド製造機械を開発。この機械を広いインドの各地域に持っていき、そこで女性たちにパッドを製造してもらうのです。こうして多くの女性たちが清潔な生理用パッドを手に入れられるようになっただけでなく、仕事を得て収入を得る道も拓(ひら)かれました。タブーとされてきた生理の問題に取り組む、その道のりは困難を極めます。しかしその過程で主人公は何をすべきかに気付きながら、目的を達成します。

　『パッドマン』では、生理中の女性たちは、家の外に設けられたベランダのような場所で過ごしていました。また、生理中の女性にふれてはいけないといったシーンもあり、日本の古来同様、ここでも生理が「穢れ(けがれ)」として扱(あつか)われていることが伝わってきます。

　よかったら見てみてください。

日本初の紙ナプキン「アンネナプキン」

　日本初の紙ナプキンは、1961年に発売された「アンネナプキン」です。欧米に約40年遅れてのことでしたから、すでに輸入され使っていた人もいましたが、まだまだめずらしかったのです。

　「アンネナプキン」を開発したのは、坂井夫妻です。妻の泰子さんは、結婚してしばらく専業主婦をしていましたが、仕事をしたいと夫の秀彌さんに申し出ます。こうして1960年に、発明家と企業の仲介をする「発明サービスセンター」を設立しました。ここでの仕事の中で、生理用の脱脂綿がトイレに詰まることに困っている人が多いことを知ります。そして、「トイレに流せる生理用ナプキン」をつくろうと動き出すのです。現在、生理用ナプキンをトイレに流すことはできませんが、この時の坂井夫妻らによる開発と普及活動によって、衛生的で使い心地のいい生理用ナプキンが一般的に使われるようになったのです。

苦労をへて、さらに気持ちよく

　開発段階には経血処置の実態把握のために、公衆トイレで使用後の脱脂綿を集めました。製造が始まってからも工場での機械の不調による大量の製品回収をしなければならない事態に陥ったり、製品を店に置いてくれるようお願いして地方をめぐったりなど、様々な苦労があったことがわかります。それでも泰子さんの思いに賛同し協力する人がいました。

　こうして誕生した「アンネナプキン」ですが、今はもうありません。現在はいくつかの会社が生理用ナプキンを製造・販売しており、私たちはいつでも衛生的で気持ちのいい生理用品を使うことができます。それは坂井夫婦が世の中を変えたからにほかならないのです。

4章

コロナ禍であきらかになった「生理の貧困」

　生理をめぐる状況はどうなっているでしょうか。生理を語ることの恥ずかしさから脱しようとする大きな動きが生まれていることは、この本でご紹介した通りです。また、新型コロナウイルス感染症が広がる2021年、経済的に節約する際に、生理用品の購入が真っ先に切り詰められる状況があきらかになり、驚かされた人は多いことでしょう。「生理の貧困」といわれるこうした状況は、恥ずかしくて購入できなかったり、家族の無理解によって入手できないことも含む問題として、世界の多くの国で対策が始まっています。

2020年代の今、誰もが困らないために

　生理は女性にとってあたりまえの現象です。トイレにトイレットペーパーが備えつけられているように、生理用品も誰もが使えるようにしてはどうかという考え方が広まっており、日本では学校やオフィスのトイレに生理用品が置かれるようになっているほか、自治体が配布したりもしています。一方で、環境を考えて、使い捨てから洗濯してくり返し使えるものへ戻ろうとする動きも起こっています。

　性的マイノリティ（性的少数者）の人たちも声を上げ始めています。代表的な性的マイノリティの頭文字をとって「LGBTQ」(L:レズビアン、G:ゲイ、B:バイセクシュアル、T:トランスジェンダー、Q:クエスチョニング)と言われることもあります。性的マイノリティと呼ばれる人たちは、世界で3〜5%いると推定されているので、30人のクラスに1人はいることになります。私たちは日常的に男性・女性という二つの枠組みで考えがちですが、実際の性・セクシュアリティはもっと豊かで多様なのです。この世界は、誰もがその意思を大切にされます。だから、性的マイノリティであることをいつ誰に話すか、それとも話さないのかは、本人にゆだねられています。

　こうした人たちの中に生理用品に多い花柄やピンクが好きでなかったり、そもそも自分に生理が来ることを非常に嫌だと感じている人たちがいます。サッカー選手が開発した「吸水型ボクサーパンツ」は、ナプキンを使わないので生理中だということを少し忘れさせてくれます。そして黒色のデザインが格好いいのです。多様なニーズに応えて新しい生理用品が誕生しています。

　社会的なことは一朝一夕には変わりません。それは歴史を見てもあきらかですが、人びとは問題に向き合って多くを解決してきました。2020年代の今、多くの人が生理の問題に向き合い取り組んでいます。

図表　年代別 新型コロナウイルス感染症発生後から現在までに生理用品の購入・入手に苦労したこと

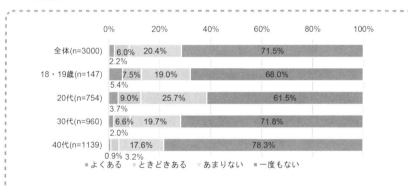

注）%表示の小数第2位を四捨五入しているため、合計が100%にならない場合がある

「『生理の貧困』が女性の心身の健康等に及ぼす影響に関する調査」
（厚生労働省令和4年2月実施）

4章

[著者紹介]

池田亜希子（いけだ あきこ）

サイエンスプロデューサー・ライター。東京工業大学生命理工学部生物工学科卒業。同
大学院生命理工学研究科修士課程バイオテクノロジー専攻修了。三菱化学（現・田辺三
菱製薬）の医薬品安全部門、TBSラジオのレポーターを経て、科学関連のコンテンツ
制作会社サイテック・コミュニケーションズに入社。科学雑誌・機関誌などの編集、記
事取材・執筆を行う。著書に『医薬品業界で働く』（ぺりかん社）などがある。

協力：柴田衣里

生理の話──中高生や社会人のみんなに聞いてみた

2023年1月25日　初版第1刷発行

著　者　池田亜希子
発行者　廣嶋武人
発行所　株式会社ぺりかん社
　　　　〒113-0033　東京都文京区本郷1-28-36
　　　　TEL　03-3814-8515（営業）
　　　　　　　03-3814-8732（編集）
　　　　http://www.perikansha.co.jp/
印刷所・製本所　モリモト印刷株式会社

なるには BOOKS　「なるにはBOOKS」は株式会社ぺりかん社の登録商標です。

＊「なるにはBOOKS」シリーズは重版の際、最新の情報をもとに、データを更新しています。

仕事の実際から なり方まで解説　なるにはBOOKS

B6判／並製カバー装
平均160頁

112 臨床検査技師になるには

岩間靖典（フリーライター）著
❶現代医療に欠かせない医療スタッフ
❷臨床検査技師の世界［臨床検査技師とは、歴史、働く場所、臨床検査技師の1日、生活と収入、将来］
★ ★ ❸なるにはコース［適性と心構え、養成校、国家試験、認定資格、就職他］

149 診療放射線技師になるには

笹田久美子（医療ライター）著
❶放射線で検査や治療を行う技師
❷診療放射線技師の世界［診療放射線技師とは、放射線医学とは、診療放射線技師の仕事、生活と収入、これから他］
★ ★ ★ ❸なるにはコース［適性と心構え、養成校をどう選ぶか、国家試験、就職の実際］

153 臨床工学技士になるには

岩間靖典（フリーライター）著
❶命を守るエンジニアたち
❷臨床工学技士の世界［臨床工学技士とは、歴史、臨床工学技士が扱う医療機器、働く場所、生活と収入、将来と使命］
★ ★ ★ ❸なるにはコース［適性、心構え、養成校、国家試験、就職、認定資格他］

146 義肢装具士になるには

㈳日本義肢装具士協会協力
益田美樹（ジャーナリスト）著
❶オーダーメードの手足と装具を作る
❷義肢装具士の世界［働く場所と仕事内容、生活と収入、将来性他］
★ ★ ★ ❸なるにはコース［適性と心構え、養成校、資格試験、採用・就職他］

152 救急救命士になるには

益田美樹（ジャーナリスト）著
❶救急のプロフェッショナル！
❷救急救命士の世界［救急救命士とは、働く場所と仕事内容、勤務体系、日常生活、収入、将来性他］
★ ★ ❸なるにはコース［なるための道のり／国家資格試験／採用・就職他］

13 看護師になるには

川嶋みどり（日本赤十字看護大学客員教授）監修
佐々木幾美・吉田みつ子・西田朋子著
❶患者をケアする
❷看護師の世界［看護師の仕事、歴史、働く場所、生活と収入、仕事の将来他］
☆ ❸なるにはコース［看護学校での生活、就職の実際］／国家試験の概要］

147 助産師になるには

加納尚美（茨城県立医療大学教授）著
❶命の誕生に立ち会うよろこび！
❷助産師の世界［助産師とは、働く場所と仕事内容、連携するほかの仕事、生活と収入、将来性他］
★ ★ ❸なるにはコース［適性と心構え、助産師教育機関、国家資格試験、採用と就職他］

58 薬剤師になるには

井手口直子（帝京平成大学教授）編著
❶国民の健康を守る薬の専門家！
❷薬剤師の世界［薬剤師とは、薬剤師の歴史、薬剤師の職場、生活と収入他］
★ ★ ★ ❸なるにはコース［適性と心構え、薬剤師になるための学び方、薬剤師国家試験、就職の実際他］

113 言語聴覚士になるには

㈳日本言語聴覚士協会協力
中島匡子（医療ライター）著
❶言葉、聞こえ、食べる機能を支援するスペシャリスト！
❷言語聴覚士の世界［働く場所、生活と収入、言語聴覚士のこれから他］
★ ★ ❸なるにはコース［適性と心構え、資格他］

150 視能訓練士になるには

㈳日本視能訓練士協会協力
橋口佐紀子（医療ライター）著
❶眼の健康管理のエキスパート
❷視能訓練士の世界［視能訓練士とは、働く場所、生活と収入、これから他］
★ ★ ❸なるにはコース［適性と心構え、養成校で学ぶこと、国家試験、就職について］

105 保健師・養護教諭になるには

山崎京子(元茨城キリスト教大学教授)監修
鈴木るり子・標美奈子・堀篭ちづ子編著

❶人びとの健康と生活を守りたい
❷保健師の世界[保健師とは？、仕事と職場、収入・将来性、なるにはコース]
★
★ ❸養護教諭の世界[養護教諭とは？、仕
★ 事と職場、収入・将来性、なるにはコース]

61 社会福祉士・精神保健福祉士になるには

田中英樹(東京通信大学教授)・
菱沼幹男(日本社会事業大学准教授)著

❶支援の手を差し伸べる
❷社会福祉士の世界[現場と仕事、生活と
収入・将来性、なるにはコース]
★
★ ❸精神保健福祉士の世界[現場と仕事、
★ 生活と収入・将来性、なるにはコース]

100 介護福祉士になるには

渡辺裕美(東洋大学教授)編著

❶利用者の生活を支える
❷介護福祉士の世界[社会福祉とは、介
護福祉士の誕生から現在まで、活躍す
る現場と仕事、生活と収入、将来性他]
★
★ ❸なるにはコース[適性と心構え、介護
★ 福祉士への道のり、就職の実際他]

19 司書になるには

森智彦(東海大学専任准教授)著

❶本と人をつなぐ仕事
❷司書の世界[図書館とは何か、司書・
司書教諭・学校司書の仕事、図書館と
司書の未来、生活と収入]
★
★ ❸なるにはコース[適性と心構え、資格
★ の取得方法、就職の実際他]

110 学芸員になるには

横山佐紀(中央大学准教授)著

❶モノと知の専門家
❷学芸員の世界[博物館とはなんだろう、
博物館の種類、学芸員とは、仕事と職
場、さまざまな専門性、生活と収入他]
★
★ ❸なるにはコース[適性と心構え、資格
★ の取得方法、就職の実際他]

16 保育士になるには

金子恵美(日本社会事業大学教授)編著

❶子どもたちの成長に感動する日々！
❷保育士の世界[保育士の仕事、保育の
歴史、保育士の働く施設と保育の場、
勤務体制と収入]
☆ ❸なるにはコース[適性と心構え、資格
取得について、採用について]

56 幼稚園教諭になるには

大豆生田啓友(玉川大学教育学部教授)著

❶子どもたちの最初の先生！
❷幼稚園教諭の世界[変化する幼稚園、
幼稚園教諭の役割、幼稚園・認定こど
も園で働く人たち他]
★
★ ❸なるにはコース[幼稚園教諭の適性、
★ 免許の取得方法、就職他]

29 小学校教諭になるには

森川輝紀・山田恵吾著

❶子どもたちのかけがえのない日々
❷小学校教諭の世界[教師の歴史、小学
校の組織とそこで働く人たち、一年間
の仕事、一日の仕事、給与他]
★
★ ❸なるにはコース[心構え、教員免許を
★ とるために、教壇に立つには]

89 中学校・高校教師になるには

森川輝紀(福山市立大学教育学部教授)編著

❶生徒とともに学び続ける
❷中学校・高校教師の世界[中学校教師
の職場と仕事、高校教師の1年間の仕
事、実技系教師、給与他]
☆ ❸なるにはコース[心構え、資格を取る
には、教壇に立つには]

66 特別支援学校教諭になるには

松矢勝宏(東京学芸大学名誉教授)・
宮崎英憲・高野聡子編著

❶特別支援学校ってどんなところ？
❷特別支援学校教諭の世界[障害のある
子どものための学校教育の歴史他]
★
★ ❸なるにはコース[適性と心構え、必要
★ な教員免許状、養成機関、採用・就職]

☆☆☆…1600円 ★★★…1500円 ☆☆…1300円 ★★…1270円 ☆…1200円 ★…1170円(税別価格)

【なるにはBOOKS】

税別価格　1170円〜1600円

※ 一部品切・改訂中です。

2022.11.